ストレングスに着目した精神看護学

〈基礎編〉

編著 森 千鶴 田中留伊

✓ 精神看護学に必要な知識

✓ 精神看護の機能と役割

✓ 精神看護の技法

精神看護出版

執筆者一覧〈基礎編〉

〈編著〉

森 千鶴	東京医療学院大学保健医療学部
田中留伊	東京医療保健大学東が丘看護学部看護学科

〈著者〉 ※五十音順

秋山美紀	埼玉県立大学保健医療福祉学部看護学科
浅沼 瞳	昭和大学保健医療学部看護学科
板山 稔	長岡崇徳大学看護学部看護学科
伊藤桂子	東邦大学看護学部
大森圭美	Deaconess Cross Pointe
風間眞理	目白大学看護学部看護学科
木下愛未	信州大学医学部保健学科
後藤美穂	トライアドジャパン株式会社医薬開発本部
小西奈美	京都橘大学看護学部看護学科
佐伯幸治	国立研究開発法人国立精神・神経医療研究センター病院
坂本岳之	メディカルBECS
下里誠二	信州大学医学部保健学科
菅谷智一	筑波大学医学医療系
菅原裕美	東京医療保健大学東が丘看護学部看護学科
田野将尊	医療法人埼友会埼友草加病院
千葉ちよ	独立行政法人国立病院機構東京医療センター
戸澤順子	山梨大学大学院総合研究部附属出生コホート研究センター
中村裕美	東京医療保健大学東が丘看護学部看護学科
浜谷剛大	独立行政法人国立病院機構下総精神医療センター
樋山光教	医療法人慶神会武田病院
福島里実	医療法人寿鶴会菅野病院訪問看護ステーションおれんじ
宮木 良	国立研究開発法人国立国際医療研究センター病院
村松 仁	東京医療保健大学立川看護学部看護学科
山田 洋	独立行政法人国立病院機構久里浜医療センター

刊行にあたって

　精神看護の目的は，対象者が単に回復するだけではなく自己実現を目指すというリカバリーを促進し，対象者のQOL（Quality of Life：生命の質，生活の質，人生の質）が向上できるよう支援することです。そのために看護師を含む医療職者は対象者の権利を擁護し，対象者自身がケアについての主な決定権をもつことができるよう支援する共同意思決定（Shared Decision Making）の姿勢が必要となります。また，対象者の症状や機能障害にばかり目を向けるのではなく，すべての人に備わっているストレングス，すなわちその人の才能や知識，能力，資源などの強みに目を向け，それらを生かすように働きかけ，対象者は自身の目標やビジョンを達成するよう支援することが重要です。

　このように精神看護の目的が変化したのは，精神医療が入院中心から地域・在宅医療へ変化してきたこと，脳科学の進歩により精神疾患の病態が少しずつ解明されてきたことが背景となっています。精神看護を担う私どもは，精神障害のある人を正しく理解し，多くの人が誤解したり，偏見をもったりしないように正しい情報を発信する役割もあると思います。

　そのため本書は「基礎編」と「関連図を用いた事例展開」に分け，基礎編では基礎的な知識や精神看護の考え方について述べております。「関連図を用いた事例展開」では，脳科学の発展から解明された精神医学の最新の知見に基づき，精神疾患の病態の解説，事例に基づき事例のストレングスに着目し，具体的なリカバリーを促進する援助について述べております。

　基礎編では第1章に「精神看護学に必要な知識」として，脳科学の発展から解明されたこころの発達やこころの機能，加齢による変化などの知識や薬物療法，心理社会的な治療について述べております。第2章では「精神看護の機能と役割」として倫理的な側面や法律，医療チームにおける看護の役割について述べております。第3章では「精神看護の技法」として対象者とのコミュニケーション技術や観察，看護過程の展開の例を述べております。各章の間に関連のあるトピックスをコラムとして配置し，必要な知識の導入を記載していますので，気になったところはさらにご自身で深めていっていただければと思います。

　本書は対象者のストレングスに着目し，リカバリーを促進しQOLを高めることを目指す次代の精神看護を担う看護師に活用していただきたいと思っています。

2023 年 11 月

森 千鶴

5　看護過程の展開（リハビリテーションを受けている患者の看護）　208

コラム

第 **1** 章

精神看護学に必要な知識

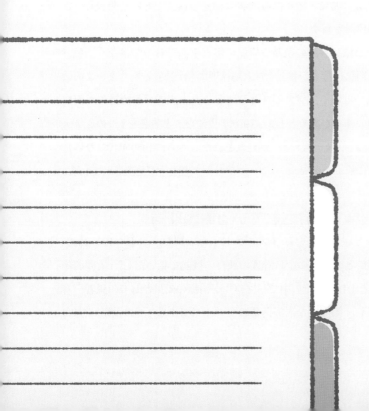
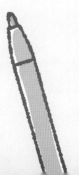

1 看護の理論

1. 精神看護学で活用されている看護理論

　看護は実践なくして語ることはできない。看護は看護実践をくり返し看護の知識体系としての看護理論が創られる。理論を活用して実践を行い，理論を検証することを繰り返し，理論が発展し，看護の質が向上していく。

1) 看護理論の発展

　近代看護はフローレンス・ナイチンゲール（Nightingale, Florence：1820-1910）から始まる。ナイチンゲールの理論は患者をとりまく環境と人間に与える影響を重視していた[1]。1950年代になると米国では管理者や教員になる看護師には大学院教育が必要となり，大学院が設置されるようになる。最初に開設されたコロンビア大学大学院の修了生が，看護の理論を発表するようになった。

　このころの看護理論の特徴は，生物―医学モデルから導き出しており，患者の問題や患者のニードに着目し解決していく実践型で，看護師の役割や機能に焦点があてられた「ニード理論」であった。1960年代に全米看護師協会は，看護理論の開発・発展は看護学の重要な目標であると発表し，さまざまな理論が検討された。

　このころの理論は，看護の役割や機能に焦点をあてるのではなく，患者―看護師の相互関係に焦点が移り「対人関係理論」が発展した。またこの頃には看護は結果ではなく，プロセスとしてとらえ，患者―看護師の人間関係のなかに看護の基本があるとした。1970年代になると看護を1つのシステムとしてみる理論「システム理論」が発表された。さらに1980年代になると現象学的な見方に焦点をあてた「ケア・ケアリング理論」が発表されている。

2) 精神看護学で紹介されている看護理論

　精神看護の母といわれているペプロウ（Peplau,Hildegard E.：1909-1999）が，患者と看護師との関係の中に看護の独自の機能を見いだし，「人間関係の看護論」[2]を著述した。その中でペプロウが治療の効果としての患者―看護師関係に注目し，治療的な人間関係のプロセスである4つの段階，「方向

づけ」「同一化」「開拓利用」「問題解決」について述べている。

ペプロウ★1の看護論は，大恐慌や第二次世界大戦により身体的，社会的，経済的に打撃を受け，情緒的に多くの問題を抱えた人々に対し，精神面のニードに応じた援助が切望されていたという社会的背景によって創出された。ペプロウの看護論は，対人関係の研究に科学的方法を取り入れたサリバン（Sullivan, Harry, Stack：1892-1949），精神力動論を唱えたフロイト（Froid, Sigmund：1856-1939）★2，人間のニードを階層的にとらえたマズロー（Maslow, Abraham, Harold：1908-1970），社会学習理論，パーソナリティ理論を唱えたミラーの影響を受けている。ペプロウの看護論は，このような理論的背景から活用しやすいと考える。

しかし精神看護の対象者である精神に障害をもつ人を理解しようとする際には，オレム（Dorothea E.Orem：1914-2007）のセルフケア看護理論[3]が紹介されている。オレムの看護理論では，人間は発達や環境によって変化するが，普遍的セルフケア要件（空気の摂取，水分摂取，食物摂取，排泄，活動と休息，孤独と社会的相互作用，危険の予防，正常性の促進）をもっているととらえ，対象者のとらえ方を述べているのが特徴である。オレムの看護論の特徴は，実践的で具体的であり，看護師と患者の関係は補完的関係であり，患者のセルフケア不足があるときに看護師はセルフケア不足を補完するという関係を強調している。

★1
ペプロウ，ヒルデガード
患者と看護者が，互いに学び，成長していくことが看護であると述べた。

★2
フロイト，ジークムント
精神分析を創始した。

2. 本書における看護の定義

看護が真の専門職になるためには，研究を実施するなかから知識を拡大し，その知見と技能を活かし，自律的に行動することが必要となる。そのためには，看護の中心概念（看護・人間・健康・環境）を意識しながら実践することが重要となる。

ICN（国際看護協会）は2002年に以下のように「看護」を定義している。「看護とは，あらゆる年代の個人，家族，集団，コミュニティを対象に，対象がどのような健康状態にあっても，独自に，また他と協働して行われるケアの総称である。看護には，健康増進及び疾病予防，病気や障害を有する人々あるいは死に臨む人々のケアが含まれる」。これを受け日本看護協会は看護の目的を「看護はあらゆる年代の個人，家族，集団，地域社会を対象とし，対象者が本来もつ自然治癒力を発揮しやすい環境を整え，健康の保持増進，疾病の予防，健康の回復，苦痛の緩和を行い，生涯を通して，

その人らしく生を全うすることができるよう身体的・精神的・社会的に支援する」と定義している。この日本看護協会が述べている看護の目的の中の「その人らしく生を全うする」ことが重要なのである。

コロラド大学の看護学部ヒューマンケアリングセンター長であるワトソン（Watson, Jean：1940-）は，ヒューマンケアリングについて明らかにしている[4]。また，看護ケアを通して人間の内面の主観的経験を親しみのある個人的色彩の濃い人間的なものとしてとらえ，看護の目的は社会の中で人間の尊厳を高め，人間性を保持することと言及している。人間性を保持できるようにすることは，看護の在り方としては重要である。しかしながら，本書においては，看護を「その人らしく生きることを支援する」と定義する。

3.　精神看護学における看護の目的

本書では看護の目的を，「対象者自身が健康上の側面から自己実現に向かえるように支援すること」ととらえる。「その人らしく生きること」は，その対象者が自分らしくあることが大切である。つまり，どのように生きていくのかを自己決定することである。また，対象者が自己実現に向かえるような状態であるということは，自己のイメージに向き合い，自己に一致した人生を前向きに生きようとする意味ある人生を希求する状態であり，主観的幸福感（Subjective Well-being）が高い状態であることを意味する。

主観的幸福感はRyff[5]，Ryff & Keys[6]が概念化し，以下の6項目を含んでいると定義している。

①人格的成長：発達と可能性の連続上にいて新しい経験に向けて開かれている感覚

②人生における目的：人生における目的と方向性の感覚

③自律性：自己決定し，独立，内的に行動を調整できるという感覚

④環境制御力：複雑な周囲の環境を統制できる有能さの感覚

⑤自己受容：自己に対する積極的な感覚

⑥積極的な他者関係：暖かく，信頼できる他者関係を築いているという感覚である。

主観的幸福感を高めるためには，対象者が「自分はどのような人であるのか」を考えることが必要になる。看護は対象者自身が，自分のあり方を考えるように促すことになる。また自分のあり方は，自分のおかれている状況や生活満足感, 自尊感情（Self-Esteem）, 一般的自己効力感（Generalized,

Self-Efficacy），ローカス・オブ・コントロール（Locus of Control），情緒の安定性（Emotional Stability）などにも関連している。そのため対象者自身が情緒を安定させ，自分がおかれている状況や自分の強みであるストレングスを活かし自分自身を客観的に見つめるように援助することが必要になる。さらに自分で行動できるという実感がもてるように支援し，自尊感情を高められるように援助することである。このように看護はさまざまな状況を加味して，対象者自身が自分のストレングスを含むすべての力を最大限に活かして自己実現できるように支援することである。

4. 看護の中心概念（表1）

人はその人をとりまく全ての人々や，自然・文化などの社会を含めた環境に適応しようとしている。環境には気候や風土などの物理的・化学的な環境と，対人関係や所属している組織などを含めた社会・文化的な環境，生体内を示す内的な環境が含まれる。人は環境との相互作用を通して，環境を選択したり，環境を変化させたりするために自己の力を発揮している。人が自分の力を発揮させるのは，自分の理想や夢，やりたいこと，目標に向かうためである。そのために発揮させる自分の力は，すでにもっている力（顕在的能力）やその人が気づかない能力（潜在能力）である。

自分がめざしているものに精一杯向かうことによって，人間は自己を活性化させることができる。そのために「自分が自分の人生で何を行いたいのか」を考えることは，すなわち自分の人生について主体的に考えることであり，自己を見つめる目が大切となる。これは自らが現在の生活や状況を自覚し，自分の人生として受けとめることが必要となる。十分に健康であるときには，人間がもっている本来の力（顕在的能力と潜在的能力）を発揮することができるが，健康が障害されると本来の力を発揮することが難しくなる。身体的な健康は，強みであるストレングスを含め自分の行いた

▼表1 看護の中心概念

環境	物理的・化学的環境，対人関係を含む社会・文化的な環境と内部環境があり，人間に影響を与える
人間	顕在的能力と潜在的能力をもち，強み（ストレングス）を発揮しながら自分の人生を主体的に考え，自己実現に向かうことができる存在
健康	自分の状態を理解し，自己に一致した人生を前向きにとらえるために顕在能力と潜在能力を発揮することができる状態
看護	対象者のwell-beingを高めるために，顕在的能力と潜在的能力を最大限に発揮するよう支援すること

いことを実施するための活動の基盤となる。精神的な健康は，自己の状態を自覚する基盤である。自己の行動を決定し，またそれを行っているという自覚をもつことができる。また自己の状態を理解し，自己イメージに向き合い，自己に一致した人生を前向きに生きることができる状態が健康であるととらえる。

　看護は，看護の対象者であるその人のもっている顕在的能力や潜在する力を最大限に発揮できるようにし，その人のwell-being（肉体的にも精神的社会的にも満たされた状態）を高めるよう支援することである。したがって，看護は，その人の症状や障害に焦点をあて，それを解決したり，少なくしたりすることが目標になるのではない。対象者であるその人が，主体的に生活できるようにすることであり，その人の自己決定を尊重し，対象者が自分の目標に向かえるように寄り添うことが重要になる。そのためには，対象となるその人をよく理解することが必要となる。

5.　精神看護学の対象者のとらえ方

　看護の対象である人間は，生物学を基礎とする身体の側面と社会的な存在としての側面があるが，何よりもその行動を判断したり，決定したり，行動自体自分で行っているという自覚する側面がある。これらの側面を統合的にとらえ，理解することが重要である。精神看護学の対象者は，行動の決定力と行動の自覚をつかさどっている「神経認知機能」や「社会認知機能」に障害をもつことが多く，そのために身体的側面や社会的側面に影響を及ぼしていると考えられている（図1）。

　やりたいことをめざせる状況にあるのかについて把握するために，その人の身体的状況である栄養状態，排泄状態，休息状態，活動状態を知ることが必要となる。また社会生活を維持するために行っている問題解決の状態，対人関係を含めた環境との相互作用の状態について把握する。また，行動の決定力と行動の自覚はあるのかという側面では，精神症状と深くかかわる「神経認知機能」や，対人関係や問題解決能力などと関連する「社会認知機能」がある。神経認知機能と社会認知機能の統合として自分が自分をどうとらえているのかということを理解することも重要である。

（森 千鶴）

引用・参考文献

1）トメイ, マリナー・A, アリグッド, マーサ・R, 都留伸子監訳：看護理論家とその業績第3版. 医学書院, 2004.

2）ペプロウ, ヒルデガード・E, 稲田八重子, 小林富美栄, 武山満智子, 都留伸子, 外間邦江訳：人間関係の看護論. 医学書院, 1983.

3）オレム, ドロセア・E, 小野寺杜紀訳：オレム看護論－看護実践における基本概念. 医学書院, 2005.

4）J.ワトソン, 稲岡文昭, 稲岡光子訳：ワトソン看護論－人間科学とヒューマンケア. 医学書院, 1992.

5）Ryff, C.D.：Happiness is everything, or is it? explorations on the meaning of psychological well-being. J Personality and Social Psychology,5 7 (6),1069-1081.1989.

6）Ryff, C.D. & Keys, C.L.：The structure of psychological well-being revisited, J Personality and Social Psychology,69（4）,719-727.1995.

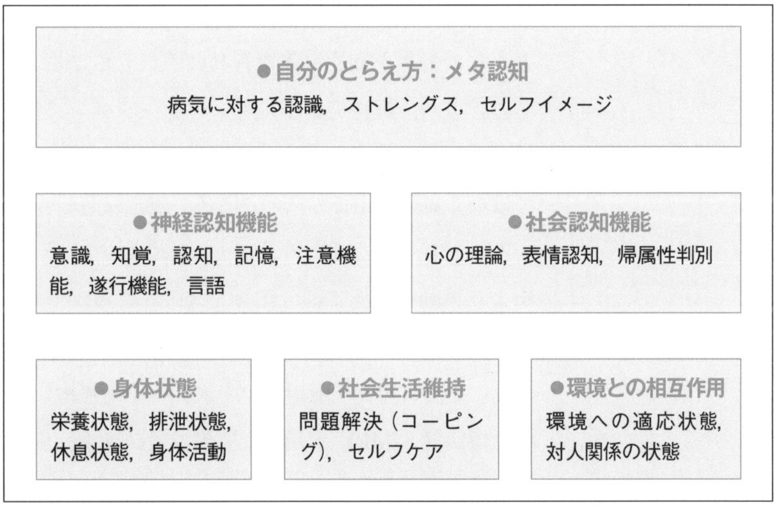

●自分のとらえ方：メタ認知
病気に対する認識, ストレングス, セルフイメージ

●神経認知機能
意識, 知覚, 認知, 記憶, 注意機能, 遂行機能, 言語

●社会認知機能
心の理論, 表情認知, 帰属性判別

●身体状態
栄養状態, 排泄状態, 休息状態, 身体活動

●社会生活維持
問題解決（コーピング）, セルフケア

●環境との相互作用
環境への適応状態, 対人関係の状態

▲図1　行動を起こすまでに必要な要素と影響する要因

2 こころの理解

1. こころとは何か

1) こころと心理学

　こころは，「人間の精神作用のもとになるもの。また，その作用・知識・感情・意志の総体」（広辞苑第4版）とされる。一般的にこころは知覚や思考，感情などの多様な感覚の要素が集まった意識であると考えられている。しかし意識は人間の中にあり，直接観察することはできない。古代ギリシャの哲学者アリストテレスをはじめ，多くの哲学者は自分の意識を観察することによってこころや意識の考察を試みた。

　19世紀後半にフロイトらはヒステリー[★1]や神経症[★2]の患者への治療を通して精神分析と呼ばれる方法を考案した。精神分析では無意識に注目し，過去の体験やその人の事物の捉え方などからこころの働きを理解しようと様々な研究が行われた。この精神分析の流れは複雑な社会で生活する人に現れる不適応症状の解明と治療を目指して臨床心理学へと発展している。

　一方，ヴント（Wundt, Wilhelm, Maximillian：1832-1920）は実験によってこころの働きを明らかにしようと試み，心理学が学問分野として成立した。その後20世紀初頭に，ワトソンやパブロフ（Pavlov, Ivan, Petrovich：1849-1936），ソーンダイク（Thorndike, Edward, L.：1874-1949），スキナー（Skinner, Burrthus, Frederic：1904-1990）などの行動主義の心理学者たちはこころの働きを観察可能な行動に着目してこころの働きを明らかにしようとした。また，経済発展やコミュニケーション技術の発展などにより対人関係や集団におけるこころの働きを明らかにする必要性が高まり，個々の人ではなく集団の中での人のこころの働きに着目する社会心理学も登場する。

　20世紀後半になると計算機（コンピュータ）科学の発達により知覚や行動をより単純な機能に細分化し，人のこころが情報を処理して行動を起こすまでの流れをコンピュータによる情報処理のように捉える認知科学が登場した。さらに単光子放射線コンピュータ断層撮影（SPECT），機能的磁気共鳴画像装置（fMRI）を用いた画像診断技術や，脳波（事象関連電位）や近赤外光脳機能計測装置（NIRS）などの神経生理検査技術の進歩により情報処理による脳の活動と行動の関連を視覚的に明らかにすることが可能となり，

[★1]
ヒステリー　かつての精神医学において，転換症状と乖離症状を主とする精神障害群を指していた診断名。

[★2]
神経症　不安などの不適応行動を特徴としたかつての精神医学の診断名。

神経科学が認知科学と融合して認知神経科学に発展しつつある（図1）。

　ヴントによる実験心理学の流れとフロイトによる精神分析学の流れは現在の心理学にも続いている。このように人のこころについての学問分野は非常に多岐にわたり，さまざまな学問領域で学際的に探究されることにより，人のこころの働きを解明するための研究が進められている。

2) こころと脳

　古くからこころは鼓動する心臓がある胸部や重要な臓器が納まる腹部にあると考えられていた。現在でもひどく心配することや良心が咎めることを表す際に「胸が痛む」と表現したり，怒りの感情をもっていることを「腹を立てる」と表現したりすることがある。いずれの表現もこころが胸部や腹部にあると考えられていたことに由来する。しかし，頭部外傷後の損傷脳の研究や脳卒中後の高次機能障害の研究などから特定の脳の部位が特定の脳の働きを担っていることが示されるようになり，近年の認知神経科学の進歩によりこころの働きである知覚や思考，感情などの感覚を担う特定の脳領域が詳細に示されるようになった。現代では「こころは脳にある」と一般的にも認められるようになっている。しかし，すべてのこころの働きが認知神経科学などにより解明されているわけではなく，中核的自己のような自分自身についての認識や主観的に体験される感覚や質感などにおけるこころと脳の関係の解明などの課題は残されている。

　ヒトの脳には，数百億個の神経細胞があり，1つ1つの神経細胞が数千個の神経細胞とシナプスで連結している。神経細胞同士の円滑な神経伝達に

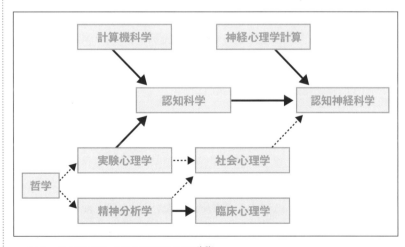

▲ 図1　こころをめぐる心理学の展開[1) 2)]

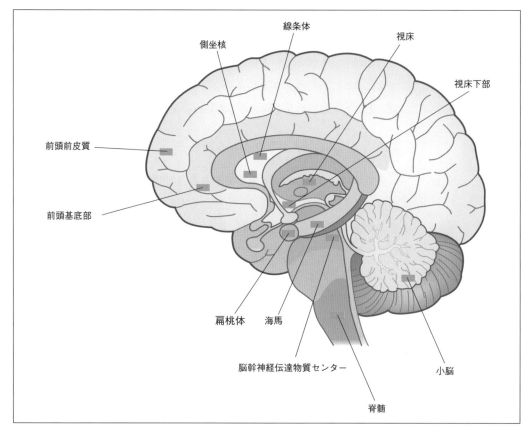

側坐核　　線条体　　視床

前頭前皮質

視床下部

前頭基底部

扁桃体　　海馬

前頭前皮質

脳幹神経伝達物質センター

小脳

脊髄

▲ 図2　平面図での主要脳部位[3]

よって脳は機能を発揮する。脳の中でも人のこころのような高度な精神活
動を担っているのは大脳皮質であると考えられている。大脳皮質の神経は
多くの脳領域にある神経やネットワークと接続している。そのため大脳皮
質の神経回路は人において複雑かつ高度な機能を可能にする原動力である
と考えられており，「脳のエンジン」とも呼ばれる。平面図での脳の部位を
図2に示し，その部位の神経伝達が変化した場合に起きる可能性のある症
状を図3に示す。

3) 神経伝達物質★3

　脳は数百億の神経細胞からなるとされ，神経細胞は電気信号によって情
報をやりとりしている。それらの神経細胞がネットワークのように張り巡
らされ，神経細胞同士がシナプスを通じて接続して多くの情報をやりとり
することにより人間は活動することができる。神経細胞間のシナプスでの
情報伝達には神経伝達物質が用いられており，神経伝達物質によって情報

★3
神経伝達物質
シナプスで情報伝達を介在
する物質である。シナプス
前細胞の細胞体で合成され
るシナプス後細胞に受容体
がある。

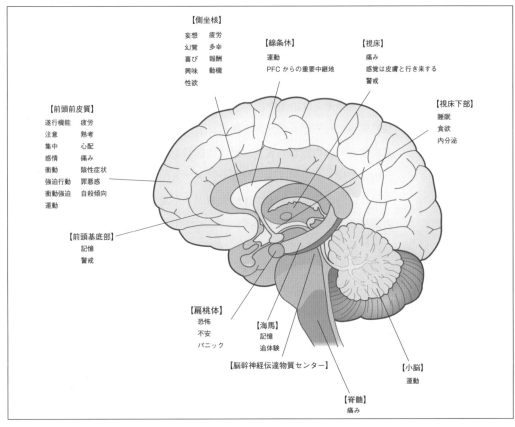

【側坐核】
妄想　疲労
幻覚　多幸
喜び　報酬
興味　動機
性欲

【線条体】
運動
PFCからの重要中継地

【視床】
痛み
感覚は皮膚と行き来する
警戒

【前頭前皮質】
遂行機能　疲労
注意　熟考
集中　心配
感情　痛み
衝動　陰性症状
強迫行動　罪悪感
衝動強迫　自殺傾向
運動

【視床下部】
睡眠
食欲
内分泌

【前頭基底部】
記憶
警戒

【扁桃体】
恐怖
不安
パニック

【海馬】
記憶
追体験

【小脳】
運動

【脳幹神経伝達物質センター】

【脊髄】
痛み

▲ 図3　特定脳領域に関連すると仮定される主な行動[3)]

が次々と伝達されていく。脳の中には神経伝達物質が数百から数千種類あると推定されている。

　そのなかでもセロトニン（serotonin：5HT），ドパミン（dopamine：DA），ノルアドレナリン（noradrenaline：NA）[★4]，アドレナリン（adrenaline），アセチルコリン（acetylcholine：Ach），グルタミン酸（glutamate），γ-アミノ酪酸（gamma-amino butyric acid：GABA）は，精神疾患や神経変性疾患において現在治療に用いられている薬剤が標的としている物質として重要である。グルタミン酸は神経の興奮に関与しており，ドパミンは運動の調整などにかかわる。ドパミンの過剰な分泌が異常知覚につながり，分泌の不足は運動機能の障害をもたらすことが知られている。また，セロトニンの減少が抑うつや不安につながることが知られ，神経伝達物質における変化が精神疾患・神経変性疾患と関連すると指摘されている。

★4
ノルアドレナリン
米国では，ノルエピネフリンと呼ばれている。

4) 神経栄養因子

　神経伝達における変化は，神経細胞間の連結部分のシナプスにおける神経伝達物質の放出量の異常や神経伝達物質と結合する受容体の機能低下，神経細胞の衰弱や死滅などによって引き起こされると推定されている。

　人の神経細胞は胎生中期（妊娠4〜6か月）の終わりまでに形成されるが，神経細胞の枝分かれの増加や軸索における髄鞘形成などは生涯にわたって継続する。神経細胞の成長・死滅には脳が自ら作り出す神経栄養因子という物質が関与しており，受容体やシナプスが衰弱したり機能障害を起こした神経細胞の再生・除去は神経栄養因子が調整している。健全な神経細胞の維持には神経栄養因子を欠かすことはできないと考えられている。しかし慢性的なストレスなどにより脳が作り出す神経栄養因子が減少すると神経細胞が死滅したり，シナプスの細胞や，受容体に機能低下が生じた神経細胞が再生されずに放置されたりして神経伝達に変化を起こす可能性がある。

　ただし，神経伝達における変化については解明できていないことも多く，このような神経伝達における変化や大きなストレスとなる出来事や環境などにさらされることにより精神症状が現れると考えられている。神経伝達や神経栄養因子の異常の一部は遺伝的に家族間で伝えられている可能性はあるが，あくまで1つの要因にすぎず，遺伝によって精神疾患が発症するというのは誤解である。

5) こころと認知機能

　近年は認知機能と特定の部位の脳の機能が関連することが認知神経科学により数多く報告されている。認知機能とは人のこころの働きをコンピュータの情報処理を模して表したものであり，人は外的あるいは内的刺激を感覚受容器を通して知覚し，それを情報として取り込んだのち，脳内において，照合し，処理し，判断し，その結果を効果器を通して種々の形で表出する。情報を取り込んで照合・処理・判断し，表出する過程を認知機能と呼ぶ[4]（図4）。

　認知機能は，感覚，知覚，運動，動作，言語，感情，注意，集中，意識，記憶，学習，意味の理解，思考，意志，動機付け，パターン認識，イメージ形成，想像，自己意識などに関する機能を指し，人のあらゆる機能が含まれている。そのような認知機能によりこころが形成されていると考えられている。

6) 認知機能障害

　精神疾患をもつ人の約7割が認知機能障害を有していることがこれまでの研究で明らかにされており，認知機能障害は日常生活を送るうえでの支障となっていることが指摘されている。認知機能は神経心理検査によって測定することが可能である。一般的に神経心理検査における異常を認知機能障害と呼ぶ。神経心理検査の結果が健常者の結果の平均の1～1.5SD（標準偏差）以上低い水準の場合に認知機能障害があるとみなされる。

　このように認知機能障害は相対的な基準に基づいて判断されるものであるため，データの取り扱いには注意が必要である。また，健常者の一部にも認知機能障害はみられ，精神疾患のみに特異的な症状とは言い切れない。人によって認知機能障害の程度や種類にはバラツキがあると考えられ，すべての人においてみられる「あるものは得意だが，あるものについては苦手」というようなその人の個性に近いものである。

7) 神経認知

　認知機能には人のあらゆる機能が含まれている。そのような認知機能の中でも人間の意識，記憶，注意，実行機能，運動，言語などの認知機能は神経認知（neurocognition）と呼ばれ，人間が生きていくうえで基本的な機能を担う認知機能と考えられている。

　神経認知は基本的な機能に関連するため，神経認知における認知機能障害は生活のさまざまな場面に影響する。たとえば，出来事や新しい言葉を覚える認知機能である記憶の障害は言葉や名前を思い出すことができなかったり，忘れ物などの原因となる。また，意識や注意力，集中力の障害は，仕事や勉強中にぼんやりとしてしまったり，気が散りやすくなりミスをする原因となる。より高度な認知機能の例として一連の行動を有効に行うために必要な計画・実行・監視能力などを含む実行機能と呼ばれる機能の障

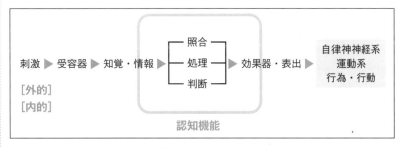

▲ 図4　人の認知機能の模式図[4]

害では，課題や状況が変化した際の計画の修正が柔軟にできなくなるため，泥縄的な進め方になってしまったり，作業や学習の効率が低下する原因となる。

8) 対人関係に影響する認知機能（社会認知）

　さらに精神疾患をもつ人の社会復帰へ向けた治療やリハビリテーションの研究から対人関係など社会的な場面に関連する新たな認知機能領域があることが指摘されている。その認知機能には表情や視線などから他者の感情を予測する社会的知覚，他者の意図や感情を読む能力の「心の理論」，共感などがある。たとえば，その場の状況や他者の表情などから相手の意図や感情が予測できないことによってその場で期待されている反応や適切な態度からのズレが生じてしまい，他者に違和感を与えてしまったり，相手との関係性を損なったりすることにつながる。

　そのため社会的知覚や「心の理論」，共感は他者と円滑にコミュニケーションを図り，良好な対人関係を築く上で重要な認知機能であると考えられている。これらの認知機能は社会認知（social cognition）と呼ばれる。バロン・コーエンは心の理論課題（誤信念課題）と呼ばれる心理検査の結果などから自閉スペクトラム症の人の対人機能の障害を「心の理論」の欠如によるものと指摘している。サリーとアンの課題では，物語の登場人物の現実とは異なる思い込み（登場人物〈サリー〉が見ていない間に，別の人物〈アン〉がビー玉の置き場所を変えたことを知らずに元の場所にあると思うこと）を推測できるかどうかで，心の理論の能力を評価する。

　これは一次的誤信念課題と呼ばれる状況から他者の思考を推測する社会認知を測定する課題としても用いられるようになり，統合失調症においては，「AはBが～と考えている」というような心の理論課題の二次的誤信念課題の成績の低下が認められることから，社会認知の障害が影響していると指摘されている。

　近年の神経認知科学による研究技術の発展により社会認知を担う脳領域が明らかになってきており，扁桃体，眼窩前頭皮質や腹内側部，側頭頭頂移行部（上側頭溝）などの部位が社会認知にかかわることがこれまでに指摘されている。扁桃体は情動の認識や調節，眼窩前頭皮質は意思決定などにかかわり，側頭葉や側頭頭頂移行部は顔と名前を一致させる機能である相貌認知などに重要とされている。これらの脳領域の機能により相手の意図の推察や表情からの感情の読み取り，他者への共感などの社会的行動が可

能になると考えられている。これらの脳領域の総称として「社会脳」という言葉が用いられている。

9) 人は他者の心的状態をどのように理解するのか

　人が他者の意図や感情をどのように認知しているのかについてはいまだ議論が続いている。そのメカニズムとして理論説とシミュレーション説の2つの仮説が提唱されている。理論説では人間において一般的に起こりうる感情やその誘因となる状況や出来事についての知識と理論をもち，それに基づいて他者の心的状態を判断していると考えられている。一方，シミュレーション説は自分がもし相手の立場であったらどう感じるかをシミュレーションすることによって他者の心的状態を判断していると考える。

　近年の研究では自分自身がその経験をした時に反応する神経細胞が，他人が同じ経験をするのを見た時にも活発化することが発見され，前頭葉や頭頂葉の一部の神経細胞にミラーリングニューロンと呼ばれる神経細胞が存在することが指摘された。ミラーリングニューロンの存在が証明されたことにより，現在は他者の心的状態の理解のメカニズムとしてはシミュレーション説が優位となっているが，いまだ十分な証拠は示されておらず，メカニズムの解明には至っていない。

2. 学習と記憶

1) 学習とは

　エリクソン（Erikson, Erik, Homburger：1902-1994）は発達を3つの構成要素に分け，①成長（Growth）＝生涯発達のピークを分水嶺として前半が成長，後半が老化となる，②成熟（Maturation）＝性交渉によって生殖可能になること，③学習（Learning）＝経験により獲得した知識，理解により，自分の行動，態度を微調整していくことができること，としている。心理学において学習は「経験による，比較的永続的な行動の変容」と定義され，学習が成立するためには事実の記録と経験の効果が時間を超えて存続しなければならないため，学習には記憶の関与が欠かせないと考えらえている。

　学習には事実に関する「宣言的記憶」とやり方に関する「手続き的記憶」の2種類の記憶が必要である。これを自動車の運転に例えると，宣言的記憶とは道路交通法などの交通ルールやアクセルやブレーキなどの自動車の部品の名称や設置されている場所について覚えることであり，手続き的記

憶とはエンジンのかけ方やハンドル操作，ギアの変え方などについて覚えることである。このようにして自動車を運転することができるようになる。さらに宣言的記憶は「意味記憶」と「エピソード記憶」に分けることができ，単語の意味や概念などについての記憶が意味記憶とされ，特定の場所や時間など自分の経験した出来事のストーリーについての記憶がエピソード記憶とされる。認知症の進行においては，意味記憶は保持されやすいが，エピソード記憶は比較的に早期から損なわれることが多いことが知られている。

2) 学習に関する理論

　学習のメカニズムについては，パブロフの古典的条件付けやスキナーのオペラント条件付け，ソーンダイクの試行錯誤学習などの刺激と反応による学習が動物実験によって示され，学習理論が提唱された。学習理論はのちにアイゼンク（Eysenck, Hans, Jurgen：1916-1997）やウォルピ（Wolpe, Joseph：1915-1998）らの行動療法の基礎としても重要である。しかし，行動主義心理学者らが示した実験室での学習は現実の学習場面と異なっている。現実の学習には学ぶ目的や動機などの学習者の能動性（やる気）が重要であり，条件付けや試行錯誤だけではなく，認知や洞察も学習に重要な役割を果たしていると考えられるようになる。

　バンデューラ（Bandura, Albert：1925-）は，学習が観察によっても起こること（観察学習・モデリング）や学習した内容を遂行に導くためには，動機づけ要因として課題を達成するための自分の能力に対する期待を意味する自己効力感（self-efficacy）が重要であることを示した。自己効力感とは学習場面で学習者がもつ「これなら私にもできそう」という自分自身の能力に対する洞察である。

3) メタ認知

　近年は自己効力感で示されたような学習者の洞察についての関心が高まりつつある。学習には自分が学習しなければいけない内容の理解や自分の知識や学力に応じて学習方法を変更する能力が重要であり，それらを実現するものとしてメタ認知の重要性が指摘されている。メタ認知はフラベル（Flavell, John H.：1928-）により提唱され，認知に対する認知を意味する。自己の認知能力を把握したり，認知過程を監視し，制御する機能と考えられている。メタ認知の技能を高めることが高い学習効果を生むとしてメタ

認知の技能を高めるための教育方法が盛んに研究されている。

　さらに，近年は認知機能としてのメタ認知が注目されるようになってきており，自分自身（セルフ）を意識する能力のセルフアウェアネスや自分の思考や行為を認知するセルフモニタリングの能力が，病識や幻覚，解離などと関連し，結論への飛躍バイアスへの気づきなど，社会認知にも影響を与えている可能性が指摘されている。そのため，メタ認知に焦点をあてたリハビリテーション Social Cognition and Interaction training（SCIT）や Metacognitive training（MCT）などが，精神障害をもつ人の社会認知の改善に用いられている。

4) 学習と記憶における脳の働き

　学習には記憶が関与しており，その中で宣言的記憶を行っているのが海馬である。海馬は大脳皮質から脳幹部に移行する大脳辺縁系に位置し，記憶だけでなく情動などにも関与しているとされる。海馬での記憶のメカニズムには未解明なことが多いが，短期記憶や長期記憶の整理を行っており，脳の別の部分にある過去の記憶から，必要なときに必要な情報を検索し，分析する役割も担っていると考えられている。なお，整理された長期記憶の一部は大脳皮質にも送られている。海馬は加齢により機能低下が起こるため，加齢により記憶の能力は低下する。海馬や大脳皮質にはアセチルコリンを伝達物質とするニューロンが多く，アルツハイマー型認知症ではコリン作動性ニューロン（アセチルコリンを伝達物質とするニューロン）の減少と機能低下が起こり，記憶障害を引き起こす。そのため，アセチルコリンは記憶に重要な役割を果たす神経伝達物質であると考えられている。

　一方，手続き的記憶は大脳の深部に位置する大脳基底核と小脳によって行われていると考えられている。大脳基底核で比較的大きな動作を記憶し，小脳でより詳細な動作が記憶される。訓練を繰り返すことにより大脳基底核と小脳の神経における連携が形成されることでスムーズに動作を行うことができるようになると考えられている。

　メタ認知については前頭前野によって行われていると考えられている。前頭前野とは大脳皮質のうち前頭葉にある感覚野・運動野のどちらにも属さない連合野の総称である。前頭前野は脳のあらゆる部位からの神経と接続して脳の司令塔の役割を果たしており，記憶の一種であるワーキングメモリーに関与するとされている。ワーキングメモリーとは「脳のメモ帳」と呼ばれ，長期記憶には貯蔵されず，ごく短期間だけ保持した後に忘却して

しまう記憶である。同時に何かを作業をする時や物事を多層的・多面的に考える際に必要な記憶であると考えられ，自我意識や問題解決などの人間に備わっている高度な機能を実現するのに欠かせない記憶である。

5) 認知機能と精神疾患

　人のこころの働きを認知機能により形成されていると仮定する認知神経科学の立場では，認知機能障害が精神疾患の原因であると考えられている。認知機能障害が精神疾患の原因となる基本障害であると仮定し，それぞれの精神疾患の特有の認知機能障害がないか調べたさまざまな研究がこれまでに行われている。それらの研究からは，ある程度の共通した認知機能障害が存在していることが明らかになってきている。また単光子放射線コンピュータ断層撮影（SPECT），機能的磁気共鳴画像装置（fMRI）を用いた画像診断技術や脳波（事象関連電位）や近赤外光脳機能計測装置（NIRS）などの神経生理検査によって精神疾患で機能障害を起こしている脳の部位が明らかとなり，精神疾患に共通する認知機能障害と符合する結果が得られている。

　統合失調症では，前頭葉と側頭葉（大脳辺縁系）の機能障害があり，前頭葉や側頭葉が担っている記憶・学習機能，注意機能，遂行機能，社会認知において認知機能障害が多くみられることが明らかになっている。また，メタ認知による自分自身をイメージする能力や自分の行った行為自体の認知の障害が自己と他者の区別を曖昧にし，自己意識の障害や，幻覚や妄想の原因となっているとする仮説もある。

　一方，うつ病では，前頭葉と海馬，扁桃体の機能障害があり，前頭葉や海馬が担っている言語記憶や実行機能において認知機能障害があるとされる。また前頭葉の背外側部は感情のコントロールを行っている扁桃体と密接に連絡しており，背外側部の機能障害による感情のコントロールの不良が抑うつなどの気分障害を引き起こし，眼窩前頭皮質機能障害が意欲の低下を引き起こすと考えられている。またうつ病は海馬近傍でつくられる神経栄養因子の量が減ることが発症の原因であるとする仮説もある。このように精神疾患と脳の機能障害との関連についてのエビデンスが近年明らかになってきており，機能障害を起こしている部位を標的にした治療薬やリハビリテーション方法などの開発が期待されている。

（佐伯幸治）

引用・参考文献

1) 南博：読みやすい面白いためになる心理学がわかる事典. 日本実業出版社, 1989.
2) 石川幹人, 渡辺恒夫編：入門 マインドサイエンスの思想 心の科学をめぐる現代哲学の論争, 新曜社, 2004.
3) Stephen M.Stahl, 仙波純一, 松浦雅人, 中山和彦, 宮田久嗣監訳：精神薬理学エッセンシャルズ 神経科学的基礎と応用第3版. メディカル・サイエンスインターナショナル, 2010.
4) 山内俊雄, 精神疾患と認知機能研究会編：精神疾患と認知機能, 新興医学出版社, 2009.
5) 服部祥子：生涯人間発達論第2版. 医学書院, 2014.
6) 市川伸一, 伊東祐司, 渡邊正孝, 酒井邦嘉, 安西祐一郎：岩波講座 認知科学5 記憶と学習. 岩波書店, 1994.
7) 池淵恵美, 中込和幸, 池澤聰, 三浦祥恵, 山崎修道, 根本隆洋, 樋代真一, 最上多美子：統合失調症の社会的認知 脳科学と心理社会的介入の架橋を目指して. 精神神経雑誌.114(5), 2012, 489-507.
8) 高宮千枝子, 松井三枝, 小林恒之, 川崎康弘, 鈴木道雄, 西条寿夫, 中澤潤, 野口京, 瀬戸光, 倉知正佳：心の理論に関連した脳活動 脳機能画像研究. 人間環境学研究, 7(2), 2009.
9) 苧阪直行：メタ認知研究のその後の展開, メタ認知と前頭葉 ワーキングメモリーの認知神経科学からのアプローチ. 心理学評論.50(3), 216-226, 2007.
10) 三宮真智子編：メタ認知 学習力を支える高次認知機能, 北大路書房, 2014.
11) 中迅和幸, 兼子幸一, 最上多美子 (監訳)：社会認知ならびに対人関係のトレーニング (SCIT：Social Cognition and interaction Training). 星和書店, 2011.
12) Ishikawa R, Isigaki I, Shimada T, Tanoue H, Yoshinaga N, Oribe N, Morimoto T,Hosono M:The efficacy of extended metacognitive for psychosis: A randomized comtolled traial ,Schizopha Res.215, 399-407, 2020.

コラム

防衛機制

　人間は，自分を脅かす欲望，脅威や葛藤，自己の否定といった自我（ego）が脅かされる体験をしたとき，不安や罪悪感，抑うつなどの不快な感情体験をする。これらの内的または外的危機および現実的な外的ストレス因子に対し，過度な不安や罪悪感を払拭するため，あるいは自尊感情を維持するため，知覚を変化させて対処する自動的な心理過程を防衛機制という。自我（ego）がイド（id）と超自我（superego）をコントロールする再適応メカニズムともいえ，不安に対して精神的安定を得ようとするときに生じる反応である。個々の防衛機制は，適応的な成熟防衛機制から不適応的な未成熟防衛機制まで，自我発達の視点からいくつかの水準に分類されており，性質や機能ごとに区分される場合もある。

　防衛が破綻をきたした場合は，精神病状態に陥ることがある。症状と呼ばれるこれらの妥協形成において，自我はいつでも一定の衝動要求に基づく一定の防衛法を使用するため（Freud,1936）[1]，特定の防衛機制は特定の症状と関連がある。具体例として，否認（denial）はアルコール使用症と，分裂（splitting）はボーダーラインパーソナリティ症と深くかかわっている。種々の精神疾患によって引き起こされる症状や心理ストレス下における反応は，防衛が破綻をきたしたために新たに組み立てられた原初的な防衛である。そのようなときは，「防衛はその機能を全うすることができなくなっているのであるから，新しい防衛が組織されるまで，患者は外からの看護を必要とする」とWinnicott（1964）[2]は述べている。

　防衛機制は，誰もがもつ無意識な働きであり，対人関係のなかで用いられる。患者の防衛機制による無意識レベルから生じた言動への理解を深めることができると，より深い患者の理解へとつながる。また，臨床の場面では，患者にかかわる看護師自身のなかにも現れる。看護師自身の感情に目を向け，深く理解することは，患者との関係や看護ケアをよい方向に変えていく1つの重要な手がかりになる。

（田野将尊）

コラム

防衛機制	内容
昇華（sublimation）	反社会的な欲求を社会的に受け入れられる方向へ置き換えて充足する。
置き換え（displacement）	ある対象に対する感情や反応を脅威の少ないほかの対象に移し換える。
知性化（intellectualization）	抽象的な思考を過度に使用することによって感情や欲動をコントロールする。
隔離・分離（isolation）	本来関連のある感情を思考や行動，観念から切り離す。
反動形成（reaction formation）	受け入れがたい衝動や観念，思考や感情を正反対の思考や行動に取り換える。
抑圧（repression）	苦痛な感情や欲動，不快な記憶などを意識から締め出す。
取り消し・打消し（undoing）	罪悪感や恥の感情を反対の行為や感情で打ち消す。
否認（denial）	他人の目には明らかな外的事実を拒絶して，不快な感情や体験を認めない。
投射・投影（projection）	受け入れがたい感情や衝動，思考を他人が自分へ向けていると思う。
同一視・同一化（identification）	自分にとって重要な人の価値や基準を自分のなかに取り入れる。
分裂（splitting）	自己か対象に快と不快の感情を併せもち統合することができず，極端に善か悪かと一面的に考える。
退行（regression）	早期の発達段階に戻ることにより欲求を満たす。

引用・参考文献
1）A.Freud，黒丸正四郎，中野良平訳：自我と防衛機制．岩崎学術出版社，1982.
2）D.W.Winnicott，牛島定信訳：情緒発達の精神分析理論．岩崎学術出版社，1977.
3）American Psychiatric Association，髙橋三郎，大野裕監訳：DSM-5-TR 精神疾患の診断・統計マニュアル．医学書院，2023.
4）尾崎紀夫，三村將，水野雅文，村井俊哉編：標準精神医学第8版．医学書院，2021.

3 精神機能の発達, 加齢による認知機能の変化

1. 脳の発達過程

　精神機能の発達を, まずは脳の発達過程の視点, つまり脳神経細胞軸索の髄鞘化や神経回路網の形成, 神経細胞が減少する刈り込みの過程からみていく。

　髄鞘化とは, 神経細胞の軸索が髄鞘という膜で覆われる状態を指す。髄鞘をもつ軸索は, 有髄神経線維と呼ばれ, 軸索の中を通貨する電気的信号が漏れないように絶縁体の役割をし, より早く, もれなく神経情報が転送される[1]。この髄鞘化は, 胎生期から生後約2年までに脳幹, 小脳, 大脳へと進み, 成人期まで引き続き起こる。特に, 胎生6か月から生後2年頃までがもっとも著しいとされている[2](図1)。誕生したばかりの児の反応が遅いのは, この髄鞘化が未熟であるためだとも言われている。

　機能的には, 筋肉につながる運動神経, 目や耳, 口, 皮膚, 鼻などの感覚器から脊髄にくる感覚神経がもっとも早く髄鞘化し, 感覚器からの情報をうまく処理できるようになる。次いで脳幹機能, 視覚, 体性感覚, 聴覚の髄鞘化が完成していく。前頭前野や外側側頭葉のような高次連合野は, 第一の感覚運動過程を統合し, 基本的注意や言語過程を調整し, 最後に成熟し[3](図2), 20代で完成に近づくがそれ以降も続いている。

　また, 髄鞘化とともに, 脳神経細胞の変化には, 「刈り込み」という神経細胞の剪定現象がおこっている。様々な刺激に対応するために膨大な数の神経細胞を備えて誕生するが, たくさんあるために, 細胞間の情報伝達がスムーズに行えない。そこで, 多くの刺激を処理していきながら, 特定の役割をもつ神経回路を形成し, 使われない細胞が失われていき, 情報伝達の場であるシナプスも形成されていく(図3)。幼児に比べ大人の方がより複雑な行動ができるのは, 神経細胞の数の問題ではなく, 神経細胞間のシナプスが増えていくことによっている。さらに, シナプスは, 神経細胞が出会うと形成されるというわけでなく, 神経細胞の軸索や樹状突起が伸びたとき, ターゲットなる神経細胞が出す神経栄養因子がなければ誘導してもらえず, 形成されない[4]。そして, さまざまな刺激を受け回路を形成し

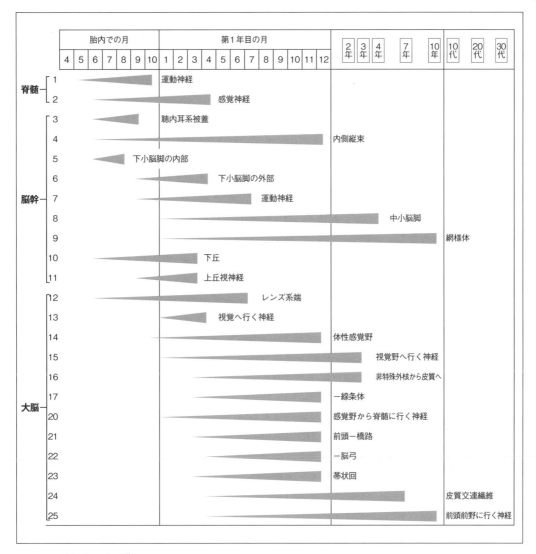

▲ 図1　髄鞘化の発達[6]

ていくためにも，まずは興奮性のシナプスが増えていき，成人になるにつ
て抑制性のシナプスが増え，興奮性と抑制性のバランスがとれるようなる
[5]。

　以上のような神経細胞の髄鞘化やシナプス形成，刈り込みの過程は，行
動を計画したり，決定や判断，衝動をコントロールしたりする前頭葉にお
いては20代以降も未完成であり，その後も続く。このことは20歳以降であ
っても発達し続けていることを意味する。

　脳の発達の方向は下から上へ（脳幹→大脳辺縁系→大脳新皮質），後ろか
ら前へ（後頭葉→頭頂葉→側頭葉→前頭葉）の原則で進み，これに左右半球

化が平行していくと考えられている[9]。このことは，MRI画像からも加齢による皮質表面上の灰白質減少として示され[10]，刈り込みの結果であることが示唆されている[11]。つまり，機能と領野の発達は，まず運動と感覚の領野である頭頂葉と後頭葉において急激な発達がみられ，次に，主に言語野の領野である側頭葉，そして，論理・意志・創造性などの領野である前頭葉においてみられるということである。これによって，生物としての機能

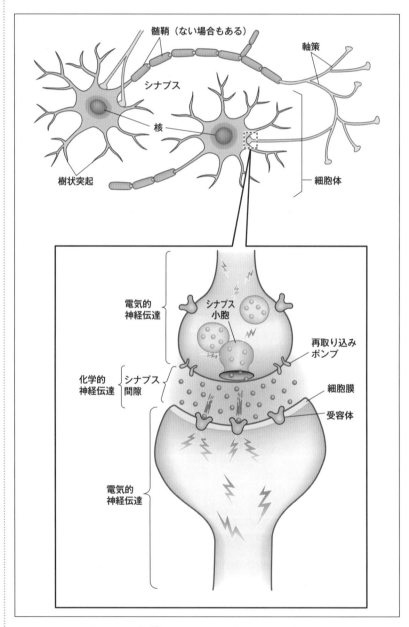

▲ 図2　神経細胞とシナプス[7]

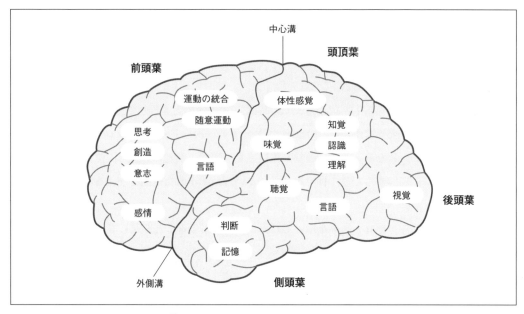

中心溝

頭頂葉

前頭葉

運動の統合

随意運動

体性感覚

知覚

思考
創造
意志

味覚

認識

理解

言語

聴覚

視覚

後頭葉

感情

言語

判断

記憶

外側溝

側頭葉

▲ 図3　脳の前後区分との機能図[8]

がまず発達し，次に人間らしさの基礎である言語の発達が続き，最後に創造性や批判的思考，社会性などの人間独自の精神機能の発達が，かなり後になって展開[12]されると言われている。

2. 脳の発達モデル　ゴールデンの発達5段階説

　　ゴールデンは，脳を3つのシステム（ブロック）からとらえたルリア（1902-1977）のモデルを参考に，脳とこころの発達5段階を提案した（図4）。第1ブロックは，視床，視床下部，網様体，大脳辺縁系にかかわる領域で大脳皮質を賦活して緊張と活性状態を維持する働きをしている。第2ブロックは，中心溝より後ろの視覚，聴覚，体性感覚と関係した場所であり，情報を分析し，符号化し，記憶する働きをしている。第3ブロックは，新皮質の中心溝の前の領域であり，行為の計画や実行，計画し実行したことが最初の意図にうまくあっていたかどうかの判断を行う場所である[13]。第1ブロックからの賦活を受けて活動を高めるとともに，過剰な賦活を抑制する働きもしている。第2ブロックからは情報を受動的に受け取って処理をするだけでなく，ある意図にもとづいて情報を選択的に取り入れる能動的な処理もしている[14]。以下，ゴールデンの発達段階に沿って，青年期までの精神機能の発達過程をみていく[15]。

第1段階（2か月までの時期）：この段階の発達にかかわるのは第一ブロックである。大脳皮質を賦活して緊張を高め，欲求や意欲を支える働きをしており，覚醒と睡眠のリズムを確立して，それを規則的なものにしていく時期である。

第2段階（2か月までの時期）：第一段階と並行して進行する。この段階の発達にかかわるのは第2ブロックの一次感覚野と第3ブロックの一次運動野になる。視覚，聴覚，体性感覚，味覚，嗅覚の五感と，泣いたり，ものをつかんだり，目で追ったりといった基本的な運動を支える働きをしている[16]。

感覚と運動を用いて外界と相互作用することを通して，「ああしたら，こうなる」ことを学んでいく[17]。

第3段階（2か月〜5歳）：この段階にかかわるのは第2ブロックの2次感覚野と第3ブロックの2次運動野になる。これらの領域では，感覚系，運動系について一次野より高次の処理を行っており，2つのブロック間の連携が出てくる。例えば模倣がそれにあたる。ことばの模倣は，第2ブロックの聴覚野での音韻処理と第3ブロックの運動野（ブローカ野）での運動処理が連携することによって可能となる[18]。

この時期は，髄鞘化やシナプス形成が活発な時期（図1，2）であり，様々

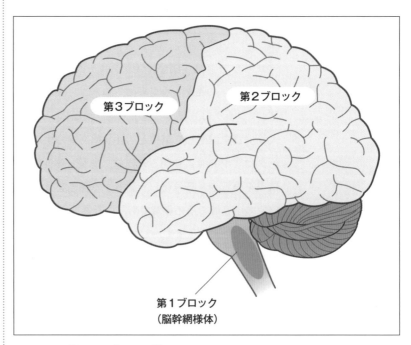

第3ブロック

第2ブロック

第1ブロック
（脳幹網様体）

▲ 図4　脳機能の3ブロック[15]

な精神機能が発達する。2歳ごろからは言語野が活発になり，言語を理解するウェルニッケの領域は生後1歳頃から，発話能力をつかさどるブローカの領域は少し遅れて1歳半ころから発達し始める[19]。言語コミュニケーションのための言語シンボル獲得には，共同注視，意図よみ，視点取得（特定のコミュニケーションの文脈にあわせて言語表現の選択を調整するために他者の視点に立つ技能），コミュニケーション協力（共有したトピックで会話や新しい情報の意味ある寄与をともにつくりあげるために，他者と協力する技能）である，社会的認知技能を必要とするとも言われている[20]。幼児には言葉が理解できてもうまく話せない時期があり，言葉がうまく出てこないもどかしさからかんしゃくを起こす[21]ことが知られている。

　そして，2歳ごろまでに，情動が分化し，自分の情動に気づいて話し始め[22]「いや」「こわい」「たのしい」など感情にかかわることばの使用が頻繁にみられる[23]。言語野が発達するのとほぼ同じ時期，髄鞘形成は前頭葉前部にまで進み，自分で選択することを大事にする[24]ようになり，自己意識が芽ばえ始める。自己意識とは，ものごとを判断し，実行する存在が自分の中にいる[25]ことを指している。自己決定感は内発的動機付けとの関連があるが，自分で選択すること自体が報酬として働き，自己決定感が生まれているといった報告もある[26]。

　3歳になるとさらに"自己意識"が充実し，自分でできることは他人に見せたい一方で，知らない人の前で失敗して笑われるのが嫌といった葛藤がみられ，"自己意識"の充実と自制心の発展がみられるようになる[27]。この，誇りや恥は，自己意識的情動とも呼ばれ，自己を対象として意識して評価する情動であることから，自己意識的情動は，自己に対するメタ認知活動のプロセスやメタ認知の現象[28]とも言われている。

　メタ認知とは，いくつかの意味を合わせ持つ概念であり，人が自己の認知に関してどのような信念をもっているのか，人が自己の認知過程をどのようにモニターしコントロールしているのか，といった事柄を含んでおり[29]，メタ記憶，メタ認識，心の理論，自己制御などの発達からとらえられる[30]。このような社会的側面において，役割（視点）取得能力の発達段階からみた3～5歳は，自己中心的な視点で理解[31]しており，自己と他者が違うということを知っているが，自己と他者それぞれのものの見方（考え方や感じかた）を区別することができない[32]とも言われている。

　第4段階（5歳～12歳）：この段階にかかわるのは，第2ブロックの3次感覚野と第3ブロックの3次運動野になる。これらの領域は感覚連合野と前頭

連合野として情報の理解や言語，イメージへの加工，知識の貯蔵や行為の計画と感情の制御にかかわりをもっている[33]。

　この時期は，親からの分離にともない，親よりも仲間とのかかわりや仲間からの承認が大切になり，役割取得が発達し，勉強や遊びに取り組み，仲間とのかかわりの中で他者評価を経て自己を形成していく。仲間とのかかわりの中で，仲間に認められることによって誇りが育ち，恥，劣等感の感情も育つ[34]。成人を対象とした研究ではあるが，差恥心を抱いている時，社会的認知や他者の気持ちを理解する「心の理論」の神経基盤と関連した部位での活性化が示され[35]たことからも，他者理解が養われていく基盤に他者の目を気にする恥の経験との関連が考えられる。

　児童期中期頃には，自分の視点と他者の視点を区別できるようになり，メタ認知の発達がみられる[36]。また，脳血流を測定した研究において，前頭葉で12歳前後，側頭葉と頭頂葉では10歳前後に脳血流が最大となることが示され，さらに一次野はより早く脳血流が最大となり，高次運動野は遅くに脳血流が最大になることも明らかにされている。この結果からも，後頭葉から頭頂葉，側頭葉を経て前頭葉が成熟し，高次運動野は一次野に比べ遅れて成熟する[37]ことを表している。

　第5段階（12歳〜20歳半ば）：この段階にかかわるのは，前頭連合野である第3ブロックの三次運動野である。この領域では，行為を意図的に計画し，それを実行して結果を評価する働き，思考をプログラミングする働き，感情を統制する働きを行う[38]。

　この時期は思春期にあたり，性ホルモンの分泌が急激におこり，大脳辺縁系の活動が急激に活発となる一方で，前頭葉が未成熟であるために，大脳辺縁系と前頭葉とのバランスが崩れ，新奇性探索行動や衝動性，情動行動が亢進する[39]。前頭葉の成熟とともに抑制系が働き，自己制御を行えるようになることはいくつかの脳画像研究からも示されている[11]。

　そして，自己を客観視できるメタ認知能力がさらに発達することにより，自己の行動を顧み（モニタリング），修正でき，行動による結果（未来の自己）を予測した行動がとれるようになる[40]。また，役割（視点）取得能力の発達段階論からも，第三者の視点を想定でき，人間はお互いにお互いの考えや感情を考慮して行動していることに気づく[41]ようになり，多様な視点を獲得できるようになっていく[42]。

　青年期におけるこのような自己中心性の変化（社会化された自己認知）は脱中心化と呼ばれ，新しく表れた抽象思考能力と，青年期の身体の激変に

よる自己への過度の関心から生じた自他相互感の思考，感情領域における自己中心性を体験し，克服することによってはじめて可能になるとも言われている。ただし，わが国の，他者志向で個の確立よりも横の関係が重視される社会においては，西欧の個の確立を重視する社会と比べて社会的相互作用が制限され，他者からの分化，独自な自己の形成に不利[43]であるとする見解もある。

3. 加齢による認知機能の変化

　加齢による脳の変化については，部位にもより，一様ではないが，正常老化では細胞数は減少せず，シナプスの減少により情報処理のスピードや容量減少をまねく[44]と言われている。具体的には，感覚中枢やホルモン分泌に関する神経細胞はあまり失われないが，大脳皮質の前頭葉，脳幹の黒質や青斑核などでは徐々に減少すると言われており，黒質におけるドパミン分泌細胞の減少は，加齢とともに細かい運動の困難が生じる要因[45]と考えられている。

　また，精神機能の低下については，脳が作られる時は古い脳のうえに新しい脳が階層的につくられ，機能が失われる時は新しい脳から順に崩壊する[46]ジャクソン学説が知られている。すなわち前頭葉の機能から脳幹，延髄や脊髄へと順に退化していく。前頭葉機能が退化する現象には，①認知の欠陥，②推理力の減弱，③現在の適応力の減少，④もっとも繊細な感情の欠如，の4つが挙げられている[47]。

　認知機能の低下に関しては，心の理論の認知的な側面（たとえば，「他者が何かしている」）は年齢に関連していたが，感情的な側面（たとえば，「他者が怒っている」）は認知機能の低下に関連していなかったとする報告[48]もある。その他，推論，視空間認知，知覚速度，数的処理，言語機能，記憶の機能は，60歳を超えるあたりから各機能の低下が認められ，各機能の変化に差異がみられるといった報告もある[49]。

　坂田と田ノ町[49]が行った視点認知能力の生涯発達的変化を検討した研究では，形の抽出よりも模様，さらに色特徴の抽出について，加齢に伴う特徴がみられた[50]。形特徴に対するような発達初期に使用可能になった能力は高齢期後期まで残り，色特徴に対するような発達後期に使用可能になった能力は高齢期の，より早期から衰えることが示唆され，ジャクソン学説が支持されている。発達初期は対象物の形特徴に敏感で抽出しやすく，発

達につれて対象物の模様や色といった表面的特徴へと注意が移行すること
が多くの研究で示されていることから，形に対しては認知的負荷が少ない
ためにどの年齢でも抽出が可能であり，模様や色特徴の抽出は負荷のかか
る処理を行うために年齢の影響をうけやすかったのではないかと考察され
ている。

（小西奈美）

引用・参考文献
1）根ケ山光一，仲真紀子：発達科学ハンドブック4発達の基盤 身体，認知，情動. 新曜社, p107-108, 2012.
2）永江誠司：子どもの脳と発達 神経発達心理学序論（Ⅰ），福岡教育大学紀要，51 (4)，p207-216, 2002,
3）根ケ山光一，仲真紀子：発達科学ハンドブック4発達の基盤 身体，認知，情動. 新曜社, p109-110, 2012.
4）平山諭・保野孝弘：発達心理学の基礎と臨床第2巻　脳科学からみた機能の発達, ミネルヴァ書房, p11-12, 2003,
5）フランシス・ジェンセン，エイミー・ハリス・ナット，野中香方子訳：10代の脳 反抗期と思春期の子どもにどう対処するか, 文藝春秋, 2015.
6）永江誠司：発達と脳-神経発達心理学入門. おうふう, p36, 2012.
7）前掲書6），p26.
8）前掲書6），p8.
9）前掲書6），p8, p40.
10）安彦忠彦：子どもの発達と脳科学カリキュラム開発のために. 勁草書房, p42-43, 2012.
11）Rachel Marsh, Andrew J.Gerber, Bradley S. Peterson：Neuroimaging Studies of Normal Brain Development and Their Relevance for Understanding Childhood Neuropsychiatric Disorder. J Am Acad Child Adolesc Psychiatry, 47 (11), p1233–1251, 2008.
12）前掲書10). p149.
13）坂野登：こころを育てる脳のしくみ　心理学の視点，青木書店，1999，40-48
14）永江誠司：子どもの脳と発達―神経発達心理学序論（Ⅰ），福岡教育大学紀要，第51号，第4分冊，2001，207-216
15）前掲書6），p41.
16）永江誠司：子どもの脳と発達 神経発達心理学序論（Ⅰ）. 福岡教育大学紀要, p215, 51, 2001.
17）近藤文里：認知・情動の生涯発達と統合. 三学出版, p7, 2019.
18）前掲書16），p215.
19）リタ・カーター，養老孟司監，藤井留美訳：ビジュアル版新・脳とこことの地形図 思考・感情・意識の深淵に向かって. 社原書房, p21, 2012.
20）矢野喜夫，岩田純一，落合正行：認知発達研究の理論と方法「私」の研究テーマとそのデザイン. 金子書房, p130, 2016.
21）前掲書19），p21.
22）前掲書, 17），p16.
23）前掲書, 6），191.
24）前掲書17），p98.
25）前掲書19），p21.
26）平成25年度〜平成29年度私立大学戦略的研究基盤形成支援事業：人間の心を形成する動機づけ 社会性と行動の脳科学的基盤. 最終報告書, p112, 2017.

27) 前掲書17)，p120.

28) 三宮真智子：メタ認知 学習力を支える高次認知機能．p88，2008.

29) J.ダンロスキー，J.メトカルフェ，湯川良三，金城光，清水寛之訳：メタ認知 基礎と応用．北大路書房，2010.

30) 藤谷智子：幼児期におけるメタ認知の発達と支援．武庫川女子大学紀要（人文・社会学)，p31-42，2011.

31) 笠井清登，藤井直敬，福田正人，長谷川眞理子：思春期学．東京大学出版会，2015,

32) 本間優子，内山伊知郎：役割（視点）取得能力に関する研究のレビュー 道徳性発達理論と多次元共感理論からの検討．新潟青陵学会誌，6（1)，p97-105，2013.

33) 前掲書14)，p215-216.

34) 平山諭，保野孝弘：発達心理学の基礎と臨床第2巻 脳科学からみた機能の発達．ミネルヴァ書房，p145，2003.

35) 高橋英彦：社会神経科学と精神医学．精神神経学雑誌，115（10)，p1027－1041，2013.

36) 藤谷智子：幼児期におけるメタ認知の発達と支援．武庫川女子大学紀要（人文・社会学)，p31-42，2011.

37) 福田寛，瀧靖之：ヒト脳の正常発達・加齢に伴う脳形態および全脳ネットワーク構造の変化-健常日本人脳MRIデータベースを用いた画像医学的研究．東北薬科大学研究誌，p13-23，60，2013.

38) 前掲書14)，216.

39) 前掲書31)，p140-141.

40) 前掲書31)，p137.

41) 前掲書32)，p97-105.

42) 前掲書31)，p78.

43) 藤井虔：青年期における自己認知の発達．京都府立大学学術報告．人文35号，p77-91，1983.

44) 岡市洋子：行動科学ブックレット4 元気に老いる 実験心理学の立場から．二瓶社，p40，2008.

45) 前掲書44)，p7-9.

46) 前傾書10)，p201.

47) 宇内康郎：精神分裂病の陰性症状とジャクソン学説．昭医会誌，52（5)，p461-472，1992.

48) Bottirolia, Cavallini, Ceccato, Vecchi, & Lecce：Theory of Mind inaging：Comparing cognitive and affective components in the faux pas test. Archives of Gerontology and Geriatrics, 62, p152-162, 2016.

49) 牧迫飛雄馬：老年健康科学 運動促進・知的活動・社会参加のススメ．ヒューマン・プレス，p113，2019.

50) 坂田陽子，田ノ町康夫：対象物の形，模様，色特徴抽出能力の生涯発達的変化．発達心理学研究，25（2)，p133-141，2014..

コラム

ストレス脆弱性モデル

　Wing,Bennett & Denham（1964）の研究では，長い間安静にしていた患者に過度な職業訓練を行うと精神症状が再燃するとしている。また，Brown（1959）らは，家族からストレスを受けている患者は再発しやすいことを明らかにした。このような研究を踏まえてZubin & Spring（1977）が説いたのが，ストレス脆弱性モデルである。統合失調症の発症や再燃の誘発は，社会的もしくは家族内のストレスが，先天的な生物学的諸因子（生態学，遺伝子，神経生理，発達等）と後天的に獲得される環境的諸因子（社会的，家族的）の相互作用によるとした。

　このモデルは生物学的および環境的な脆弱性とストレス（社会的および誘発ライフイベント）の影響を受け，脆弱性の高い人は，弱いストレスで発症するが，脆弱性の低い人は，強いストレスがかからないと発症しないと考えられる。p.41にストレス脆弱性モデルの図を示す。

（風間眞理）

引用・参考文献
1）松下正明編：心理社会ストレスと脆弱性仮説.臨床精神医学講座2 精神分裂病Ⅰ.中山書店，117-129，2002.
2）Max Birchwood, Chris Jackson, 丹野義彦・石垣琢磨訳：統合失調症 基礎から臨床への架け橋4 社会学からみた統合失調症ストレス脆弱性モデル．東京大学出版会，65-87，2006.
3）Wing, J. K., Bennett, D. H., & Denham, J.：The industrial rehabilitation of long stay schizophrenic patients. Medical Research Council MEMO, 42, 1964.
4）Brown, G. W.：Experiences of discharged chronic schizophrenic mental hospital patients invarious types of living group. Millbank Memorial Quaterly, 37, 105-131, 1959.
5）Brown, G. W., Monck, E. M., Carstairs, G. M. &Wing, J. K.：The influence of family life on the course of schizophrenic illness. British Journal of preventative and Social medicine, 16, 55-68, 1962.
6）Zubin, J. & Spring, B.：Vulnerability A new view schizophrenia. Journal of Abnormal Psychology, 86, 103-126, 1977.

コラム

ストレス
社会的ライフイベント（学業，仕事等），誘発ライフイベント（家族関係，対人関係等）

相互作用

脆弱性

生物学的諸因子
生態学，遺伝子，神経生理，発達，性格

環境的諸因子
社会的，家族的

相互作用

精神疾患の発症

4 患者の理解

1. 枠組みの変化

　病気の発症後に治療により治癒する病気もある一方，症状が残存してしまったり，身体またはその機能を一部失ってしまうこともある。医学的・病理学的視点から，症状が残存している，もしくは機能を失ってしまった状態は"deficit（欠陥）"や"disability（能力の障害）""impairment（機能の障害）"として捉えられてきた。これは1978年に発行された世界保健機構（WHO）の「International Classification of Impairments, Disabilities, and Handicaps（機能障害・能力障害・社会的不利の国際分類：ICIDH）[1]」にも反映されている。ICIDHでは病気や心身の不調により，結果として能力の障害（disability）や社会的不利（handicap）が生じると考えられた（図1）。

　ICIDHの定義では，例えば糖尿病（疾患）の悪化により，下肢切除が必要になり，車椅子での生活をすることになった場合（機能と形態の障害），階段の多い場所，勾配が急な場所は自力での移動が困難になり（能力の障害），外出する機会が減った（社会的不利）と考えられた。しかしながら，このモデルでは障害やその影響を限定的に捉えているとの問題点が挙げられた。そのため，WHOは2001年に「国際生活機能分類：ICF（International Classification of Functioning, Disability and Health）」を提唱した。ICFでは能力の障害（disability）を疾患や心身の変調の結果として捉えると同時に，個人と個人を取り巻く環境の相互関係の結果としても捉える[2]。ICFでは能力の障害は疾患から生じるものではなく，疾患や病気を含む一般的な健康状態，身体機能や形態，活動や参加のレベル，個人因子と環境因子が相互に関連した結果であると捉える（図2）。

　ICFにおける生活機能モデルについて統合失調症を例に考えてみる。統合失調症（健康状態）を発症し，脳神経系の機能障害と精神機能の障害（心身機能・身体構造）が生じる。認知機能の障害による学習障害や実行機能障害（仕事を覚えるのに時間がかかる，お金の管理ができない），陰性症状によるセルフケアの低下（食事の用意，服薬管理，保清ができない）による活動の制限がある。また，車を運転することができなくても，自分で電車やバスを利用できる場合移動の制限は軽度と考えることができる（活動）。

家族が疾患を十分理解しておらず，同居が困難なため独居生活をしており，家庭環境における制限がある（参加）。週5日就労支援B型作業所へ通い，幻覚・妄想によるコミュニケーション障害があるものの，支援員や利用者と交流することができているが，軽度の社会参加への制限がある（参加）。しかし，以前精神障害を理由に近所の人に避けられたことがあり，同じアパートの住人に遭遇するのが怖く，作業所が休みの日は1日中家にこもっている（環境因子）（図3）。

このように，ICFを基にしたアセスメントでは，疾患から生じる機能障害以外に家族や周囲から孤立し，社会参加の阻害の状況が把握できる。この制限に対する介入を検討することができる。例えば，認知機能の障害があるときには，作業所の支援員が繰り返し指導をすることができるし，社会福祉士から金銭管理の支援を受けることができる。また，セルフケアが充

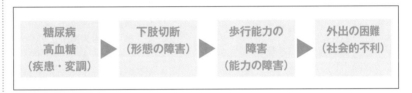

▲ 図1　ICIDHの障害モデル

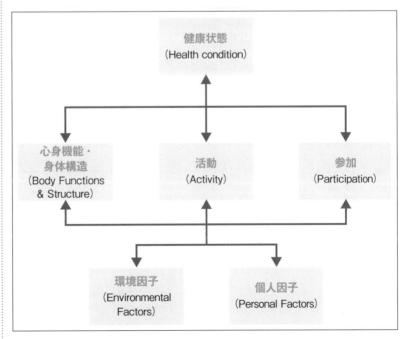

▲ 図2　ICFの生活機能構造モデル

分ではないときには，訪問看師から服薬指導を受けたり，ヘルパーなどを導入し食事用意や掃除，入浴介助の支援を受けることができる。

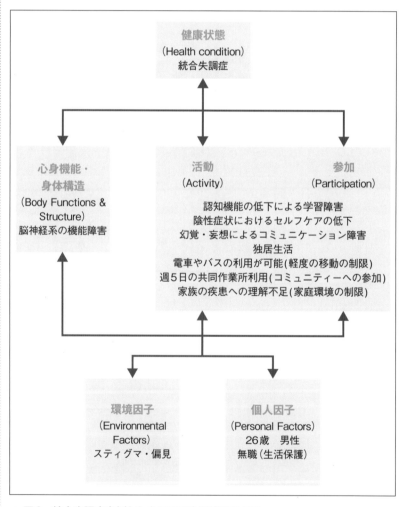

健康状態
(Health condition)
統合失調症

心身機能・
身体構造
(Body Functions &
Structure)
脳神経系の機能障害

活動
(Activity)

参加
(Participation)

認知機能の低下による学習障害
陰性症状におけるセルフケアの低下
幻覚・妄想によるコミュニケーション障害
独居生活
電車やバスの利用が可能(軽度の移動の制限)
週5日の共同作業所利用(コミュニティーへの参加)
家族の疾患への理解不足(家庭環境の制限)

環境因子
(Environmental
Factors)
スティグマ・偏見

個人因子
(Personal Factors)
26歳　男性
無職(生活保護)

▲ 図3　統合失調症を例としたICFの生活機能モデル

2. リカバリー

1) リカバリーの定義

　一般的な意味での「リカバリー」は病気からの回復や全快，失ったものを取り戻すこと，またはその状態と考えられている。胃腸炎やインフルエンザなどの疾患にかかっても，数日たてば「回復」する。しかしながら，精神疾患に罹患した人々は，その疾患から一生「回復」することはできないと長い間言われてきた。統合失調症や重度の気分障害では一生涯「症状や障害」は残り，病院や施設が必要だと考えられていた[3]。症状の有無や障害の有無の治癒に焦点を当てた医学モデルでは，症状や障害が残存する場合「回復」と捉えることは少ない。しかし，ICFにおける「障害」と「機能」の関係性を考えてみると，どのような病気や障害を持っていても治療や生活上の工夫，補助具，社会資源やサポートを使い，病気のない人と同じように生活し，人生を楽しむことは可能である。これは精神疾患においても同様であり，アメリカでは1930年代から当事者やその家族の間ではリカバリーについて語られてきた。しかし，精神科領域の医療者が注目するようになったのは1990年代からである[3]。

　アンソニー[4]は,「リカバリー」とは「個人の態度，価値，感情，目的，技術，また／もしくは役割を変化させるとても主観的で，固有の過程」であり，「病気による制約があるにもかかわらず，人生に満足し，希望を持って，主体的に人生を生きること」であり，また同時に「精神疾患による破滅的な影響を乗り越え，自分の人生における新しい意味と目的を発展させること」[4]であると述べている。アンソニーによる「リカバリー」の定義は今日においても，精神医療保健・福祉とサービスにおいて最終的な目標となっている[5,6]。アンソニーの「リカバリー」の重要性が認知される一方で，従来の症状の寛解を目指す精神科医療では，当事者が望む「リカバリー」に達することは少なく[5,7]，精神科医療としてエビデンスに基づき，多くの人々に普遍的に提供できるリカバリー志向の治療の確立が必要であった[5,8]。

　「リカバリー」の定義,「リカバリー」の要因,「リカバリー」を促進するための精神科医療サービスが検討・研究されてきた。米国精神障害者家族連合会 (National Alliance on Mental Illness, NAMI) [9]は,「リカバリー」は「診断と共に始まり，最終的には上手な病気との付き合い方に進展する過程のことである」とされ,「実りの多いリカバリーは自分の病気のことや利用可能な治療法を学び，同じ病気を抱えた人や家族の支えを通し自分自身をエ

ンパワーし，最終的には他の人を助けながら，自分自身で自分の病気を管理することへ発展することを含む」としている。

2) 3つの「リカバリー」

「リカバリー」の意味合いを明確化するために，アンソニーの「リカバリー」を「パーソナルリカバリー」，一方従来の医学モデルにおける症状や機能の回復を「クリニカルリカバリー」と定義し，区別されるようになった[5]。また，初めは住居や生計の独立を「ソーシャルリカバリー（社会的リカバリー）」と呼んでいたが，生計や住居に留まらず，精神的問題を抱えつつも社会で生きる個人として，社会に貢献し，有意義な生活を送ることを「ソーシャルリカバリー（社会的リカバリー）」と呼んでいる[10, 11]。

(1) パーソナルリカバリー

パーソナルリカバリーは「病気による制約があるにもかかわらず，人生に満足し，希望を持って，主体的に人生を生きること」[4]であり，また同時に「精神疾患による破滅的な影響を乗り越え，自分の人生における新しい意味と目的を発展させること」[4]と定義され，当事者の主観，主体性，固有性が重視される過程である。Andresen[12]は①否認や混乱が特徴的な「モラトリアム」，②精神疾患患者という枠組み以上の自分を見出し希望を見出す「自覚（awareness）」，③自己の限界を理解したり，疾患の知識を得たりしてリカバリーの過程への「準備」，④古い価値観を検討したり，より肯定的なアイデンティティを確立したり，自己責任における症状コントロールなど「再構築」，⑤「成長」という5つのステージにて，パーソナルリカバリーの過程を説明した。

当事者のインタビューを基にした研究や当事者と専門職者の協議からパーソナルリカバリーを促進する要因が示されている。そのなかでも希望をもつことは最も重要である。希望は，パーソナルリカバリーが実現可能であると確信し，さまざまな困難を乗り越える機動力となる[5, 8]。パーソナルリカバリーを促進するには，自己肯定感や肯定的なアイデンティティを発展させること，人生に意味を見出すこと，自己の人生に責任を持ち主体的に生きること，自己にとっての精神疾患の意味を見出すこと[5]が必要となる。また，支援者は，個別性や文化的背景を配慮し，過去のトラウマへのケア，そして，精神，身体，スピリチュアル，社会心理的側面を含む全人的なアプローチを行うことが重要である[8]。

(2) クリニカルリカバリー

　クリニカルリカバリーは，精神症状の改善と包括的な機能回復を意図し，症状の寛解，就労や就学の有無，生計を維持すること，社会参加等が指標となる[5, 13]。特に，発症から5～10年間は，当事者の将来や長期的な症状の軽減，社会生活機能の回復のために，再発を防ぐことに焦点を当て，当事者の希望を取り入れつつ，不快な副作用が少ない服薬治療とコンプライアンスが重要と考えられてきたが，当事者が望むパーソナルリカバリーに達することは少なかった[7]。

(3) パーソナルリカバリーとクリニカルリカバリー

　精神疾患自体が当事者の人生における障壁であり，その障壁が治療により取り除かれたとき，クリニカルリカバリーはパーソナルリカバリーを促進するが，望まない治療を受ける時や，長期に及ぶ治療の過程で「精神疾患」が強調され，当事者が人生に希望を見出せない場合には，クリニカルリカバリーはパーソナルリカバリーの障壁にもなり得る[5]。当事者の主体性を重視するパーソナルリカバリーでは，治療を受けないことも当事者の選択である[3]。しかし現実的には，当事者が幻覚妄想に行動が支配され，自傷他害のリスクが高い場合は，緊急的な医療の介入が必要不可欠となる。このような場合，当事者の意志に反して，強制入院，隔離拘束や与薬が行われる場合もあり，当事者の主体性と強制的な医療介入をどのように融合，両立させていくのか難しい。危機的状況における医療の介入は必要であるが[5]，強制的な治療の介入には十分な効果が報告されていない[14]。躁状態や抑うつ症状はパーソナルリカバリーや希望の感じ方に関係するものの，幻覚や妄想等の陽性症状とパーソナルリカバリーの関連性は低く，陽性症状をコントロールすることがパーソナルリカバリーを促進しないという研究もある[13]。一方，当事者が自身の疾患に意味を見出し，症状の管理方法や対処法を得ることはパーソナルリカバリーを促進する[5, 15]。

　「患者が『こういう生活がしたい』という夢や希望をもち，それを周囲が支えることで，やがては1人の人間として生活の中で担うべき役割を引き受けていくようになれることが何よりも大切なこと」[7]であり，「最終的には上手な病気との付き合い方に進展する」[9]ことや，「自分の病気のことや利用可能な治療法を学び，同じ病気を抱えた人や家族の支えを通し自分自身をエンパワーし，最終的には他の人を助けながら，自分自身で自分の病気を管理することへ発展すること」[9]をめざす。

(4) ソーシャルリカバリー（社会的リカバリー）

　ソーシャルリカバリーは機能的リカバリー（Functional recovery）とも呼ばれる[16]。しかし，当初はクリニカルリカバリーにも含まれる「機能」の回復，主に雇用と就労状況や住居の独立をソーシャルリカバリーと呼んでいた[11, 17]。概念の発達と共に，現在では精神的問題を抱えつつも社会で生きる個人として，社会に貢献し，有意義な生活を送ることを社会的リカバリーと呼んでいる[10, 11]。

　一般的に，仕事や学業，ボランティアなどから，人生における生き甲斐や社会的役割を見つけることができ，仕事によって経済的安定も得ることができる[3, 5, 8]。しかしながら，精神疾患に対する偏見や差別などのスティグマがあることから，精神疾患のある人は，平等な機会を失うことや社会的立場が弱くなることだけでなく，スティグマのより自尊感情や肯定的アイデンティティが傷つけられ，パーソナルリカバリーが阻害される。精神疾患に対する差別や偏見を解消するために，世界規模でのアンチ・スティグマ・キャンペーン[18, 19]が展開され，わが国においても障害者差別解消法が2016年に施行された。このように地域における偏見解消のための正しい知識の普及や，当事者がスティグマを乗り越えるためのレジリエンスを高める支援が必要である[10]。

　さらに，これまでのパターナリズムや抑圧的な環境からの無力感や不公平感を感じている当事者もいる。当事者が自身の意見を表現できるようなエンパワーメントやピアサポートも重要であり，当事者が意見を言い易くなること，また当事者の意見が反映されるような環境作りも必要となる。当事者と医療職者や支援者による共同運営やピアサポーターの育成により，当事者の意見が反映されたサービスや支援が可能になる。さらに，当事者がリカバリーに向けて生活し，希望を持ち続けられるように，社会全体が精神疾患に対する理解を深め，精神疾患をもつ人々を受容し，共生することは，当事者の社会での居場所や役割り，経済的安定，肯定的な人間関係の構築につながり，当事者の肯定的なアイデンティティや自尊感情，希望を抱きリカバリーへ進むことに繋がると考えられる。また，差別や偏見等で社会的不利な人々が社会参加し，能力，機会，そして尊厳を改善していく過程をsocial inclusion（社会的包摂）★1という[20]。

★1
ソーシャルインクルージョンSocial Inclusion／とは障害者や高齢者など社会的に弱い立場にある人を排除せず，社会の一員として取り込み支え合う考え方のこと。

3. リカバリーモデルを実践に活かす

1) リカバリーモデル

　リカバリーモデルは治療を提供する際の概念であり，「当事者が自身のケアについての主な決定権を持てるように配慮された環境において医療を提供すること」[21]を指す。また，リカバリーモデルはストレングスやエンパワーメントの概念を基礎とし，当事者が自身の治療を管理，選択することができ，自身の人生における管理と主導権を促進する[21]。

　看護師が当事者のリカバリーを最大限に支援するためにできることは，協働的で対等な当事者—看護師関係のなかで，共に目標達成に向け歩むことである[22]。看護における全人的看護，患者教育，患者の権利とニードを擁護するためのアドボカシーはリカバリーを支援するために重要であり[22]，当事者が症状の改善だけではなく人生の全体的な満足感すなわちウェルネス[8]★2, 3に到達できるように，疾患だけでなくその個人とその人生を包括的にアセスメントし，看護を提供し，評価する必要がある。リカバリーの目的である個人のウェルネスは，症状の改善だけではなく人生の全体的な満足感であり，住居，雇用（もしくは日中の居場所），友達や家族との人間関係などの改善がリカバリーの目標として認識されることもある[3]。

　当事者の自己決定を尊重するために医療職者は全てのことについて当事者に了解を得るべきである[23]。この手法は当事者が自身のケアについて真剣に向き合う機会ともなり，支援者の過剰で不要なケアを防ぐことができる[23]。必要な資源（患者教育，ピアサポート）の提供も看護の重要な役割である。特に，ピアサポートからの経験に基づいた知識や対処法などの相互交流における支援はリカバリーする上で非常に重要な役割を担う[5, 8]。精神疾患からリカバリーした当事者であるピアと交流することにより，精神疾患からのリカバリーは現実可能であることを実感し，新たな希望の促進へと繋がる。特に，入院治療に従事する医療者は，症状の増悪時に当事者に接することが多く，リカバリーした当事者の状態を知らず，偏ったイメージをもつ可能性がある[5]。当事者がリカバリーすることを信じ，希望を持てるように支援するのは看護師の重要な役割でもあり，看護師自身もリカバリーが現実可能であることを体験的に知っている必要がある。

　希望は個人の中にあるものであるが，仲間や家族，友だち，医療者によって育むことができ，リカバリーのプロセスを触発する[8]。リカバリーをするのはあくまで当事者であり[1]，自身のセルフケアやリカバリーの過程

★2
ウェスネスwellness
健康を基盤としてよりよく生きようとすること。

★3
ウェルビーイング
Wellbeing
心身共に健康で社会的にも幸福と感じられる状態。

の責任も当事者にある[8]ため，看護師が当事者のリカバリーの状態に責任を感じる必要はない。これは，決して当事者を突き放すことにはならない。リカバリーでは当事者が自身の人生に新たな意義を見出すことが必要であり，他者が支援できることが限られている。また，リカバリーは直線的な回復ではなく，症状の増悪や再発を繰り返し，リカバリーやウェルネスを模索する過程も含まれる。病状の悪化をリカバリーの失敗と捉えず，増悪や再発を過度に強調しすぎず，当事者のリカバリーを信じ，未来への希望を持ち続ける支援が大切である。

2) ストレングスモデル

(1) ストレングスモデルとは

ストレングスモデルは社会福祉士によって提案されたモデルであり，すべての人にストレングス（才能，知識，能力，資源などの強み）が備わっており，そのストレングスを支持することで，本来備わっているストレングスを高め，自身や状況を変えていくことができる[23]。当事者の症状や機能不全に目を向けるのではなく，当事者のいる環境や状況に応じて，当事者が備えているストレングス（才能，知識，能力，資源）を生かすように働きかける。また，当事者が自身の目標やビジョンを達成するよう支援することによって，対象者がよりよいQOLを向上させることが目的である[24]。

(2) ストレングスモデルを活用したリカバリー促進の支援

ストレングスモデルはリカバリーを支える概念である。ストレングスモデルでは，その人ができることに着目し，リカバリーするための自信をつける手伝いをし，リカバリーに向かう過程を支援する[25]。ストレングスモデルもリカバリーも当事者の主体性を中心にしており，医療職者は当事者がウェルネスを追求する為の支援者であり，パートナーである。

当事者と医療者は，対等なパートナーであり，当事者が何をしたいのか，どのようになりたいのかを明確にできるようにすることが大切である[25]。当事者がもっているストレングスを，当事者が活用することによって，リカバリーを発展させる。対象者は運転席に座りリカバリーの舵取りをする。医療者は助手席に座り，パートナーとして当事者がリカバリーを発展させるため，当事者がどのようなストレングスをもっているのか，リカバリーするために，どのようにストレングスを使っているのかを一緒に考え，支援する。また，精神疾患は一般的な疾患であり，誰もが罹り得る疾患であることを強調し，症状や困難に焦点をあてるのではなく，その人ができる

ことに注目することにより，当事者の希望や関心を育てることにつながる。

　リカバリーの目的や目標が1人1人で異なるのと同様に，当事者がもつストレングスも個別性がある。また，当事者自身も気づいていないストレングスがあることに看護師が気づくこともある。ストレングスのアセスメントツールも開発されているが，ストレングスはインタビューや面接だけではなく，趣味や好きなことなどのたわいのない雑談から個別のストレングスに気づくこと[26]もあり，支援者が当事者の主体性や希望を汲み取ろうとする姿勢が重要である。ストレングスを見つけるための視点として，病気になる前の趣味や生活レベル，どのような生活がしたいのか，何か上手に管理したいこと（病気や症状，お金など），支援者の有無などがある[27]。また，ストレングスを評価する際によく使われる領域として，個人的な因子，環境的な因子，対人関係的因子があげられる[28]。個人的な因子としては，希望や夢，楽観性やレジリエンス，コーピングスキル，就労や就学状況，マネジメントのスキルなどが挙げられる。環境的因子では，家族やコミュニティのソーシャルサポートの有無や経済状況や住居などが，対人関係因子では，対人関係の解決策や選択肢などがあげられる。

(3) エンパワメント (empowerment) ★4

　エンパワメントとは無力の状態を克服し，自己の人生の主導権を得る過程[29]であり，精神科医療を受ける当事者が主権と権限をもって，自身の人生に影響を及ぼす資源活用等の選択やその意思決定に参加することである。エンパワメントは他のサービス利用者とともに社会にニードや欲求を伝えることができることを示す。エンパワメントを通し，自分自身を統制できるようになり，社会全体に影響を及ぼすこともできるようになる[8]。精神科医療を受ける利用者が自身の能力を最大限発揮できるように支援することが看護師の役割である。看護師は当事者の自律性を尊重するだけでなく，病気や社会制度等の必要な情報をどのように探せば良いのか，知りたい情報を得るにはどうしたらよいのか，支援する必要がある[29]。また，周囲からの偏見や誤解に対して，当事者が正しい知識をもち，対処できるように支援する[29]ことも看護の役割である。

(4) 共同意思決定 (SMD：Shared Decision Making)

　看護師は当事者の自己決定権と主導権を最大限に活用するために，決定を支持するための知識が必要となる。まず，治療における利益と不利益を十分に理解をしていることが重要である。また，当事者の目標を達成するためにどのような治療方法やサービスが最善であるのか対等で協働的な対

★4
エンパワメント
empowerment
無力の状態を克服し，自分の人生について主体性をもって積極的にかかわること。

話が必要になる。当事者は人生における目標，価値観，能力，治療における自身の好みを熟知し，最も自身を理解している専門家である。医療者はエビデンスに基づき，疾患，治療の選択肢，利益や不利益を熟知している。それぞれの専門性を尊重し，最善の選択肢を協働して模索することが重要である。このような当事者，医師，医療職者で，情報を共有し，治療やサービス等の決定を協働的に選択する医療モデルを「Shared Decision Making（SDM）モデル」といい，リカバリーを促進するために必要不可欠である[11, 22, 30, 31]。

4. リカバリーを実践するうえでの課題

1) 治療の受け入れの困難さ

　看護師がリカバリーモデルを実践で活用する際に，病気の認識が曖昧で，治療を拒否する当事者に自己決定を促そうとすると難しさを感じることがある。しかし，精神障害者が治療を受けないことも当事者の意思として尊重する姿勢がもとめられる[3]。重度な精神障害者の受診率が低いこと，家族療法，Assertive Community Treatment（ACT）への参加率が低いことから，医療者主導の治療ではこのような当事者は「治療を拒否している」と評価されることが多く，当事者も十分な治療効果を感じることができない。当事者は自由な選択権があることを伝え，医療者は当事者と協働的な関係を築くことが必要であるという見解もある。コールドウェルら[22]は症状が悪化した時に指示的な介入をすることは患者を治療に参加させる良い機会であり，治療の選択肢の説明を十分に行い，薬物療法では看護師は「リカバリーコーチ」として再発防止に重点を置き，効果，副作用，服薬の中断，服薬方法の指導等を支援するべきと述べている[22]。

　特に，薬物療法においては，脂質・糖質代謝の異常を引き起こし，体重増加や心疾患への罹患のリスクを高め，死に至ることもある[32]。代謝異常以外にも鎮静による眠気，アカシジア，便秘など，不快な副作用があるため，嫌々服用したり，服薬拒否をする当事者も多い。薬物療法は，症状のコントロールや医療者の指示に従うか否かに過度に注目せず，当事者の全体に目を向け，薬物療法が効果的か評価することも必要になる[7]。

2) 共同意思決定の困難さ

　リカバリーモデルでは，当事者主体の治療の選択や共同意思決定が推進

されているものの，十分に浸透していないとの報告もある。実際の診療時には8割程度が医師主導での治療薬の検討がされていることや，6割近くが医師主導での治療を決定していること，また，当事者が医師に治療の内容を提案しても意見の不一致が三割くらいにみられたこと[33]が報告されている。また，当事者と医療者のSDMの捉え方の違いも報告されている[34]。当事者が捉えるSDMでは，どのようにSDMを行うかよりも「誰」が決定権をもつかを重要視し，医療者と当事者の関係性に左右されていると報告されている。ジョーンズ[35]らによると，コンプライアンスという態度に真っ向から否定する当事者，コンプライアンスをネガティブにとらえつつも仕方ないと割り切る当事者，当事者側の無知を引き合いに出し，仕方ないと捉える医療者がいると報告している[35]。リカバリーモデルが臨床に浸透していくためにはこれらの課題への取り組みも必要となる。

　リカバリーでは社会の精神疾患へのスティグマの解消と，当事者の尊重も重要なテーマである[5, 8, 15, 18, 19]。当事者が社会において尊重されるように，看護職者は社会全体における偏見とスティグマを排除するように努め，当事者が受容されるように働きかける必要がある。また同時に当事者が自己受容し，自己概念の再獲得を促す支援が必要である。リカバリーは直線的ではなく，病気の増悪や再発の過程も含み，一進一退しながら進んでいく。どのような状況に当事者が置かれていても，回復する未来を信じ，その希望に向かって日々の看護を提供することが重要である。

3) 精神科医療における行動制限

　リカバリー志向の治療においても，症状が増悪した危機的状態において入院治療は必要となるときがある。家庭的な環境で，15人程度の規模が望ましく，開放的であり，地域との連続性がある環境が理想とされている[5]。また，平等主義の文化も重要であり，従来の権力的なアプローチではなく，話し合いや交渉，主体性や自己責任が推奨される[5]。症状が増悪した危機的状況においては，自傷他害のリスクが高まるため，当事者と周囲の人々を守るためにも，最低限の行動制限や持ち物や面会などの規制が必要になることがある。しかしながら，通常の生活に近づけるために，自傷他害のリスクアセスメントを適宜行い，不必要な行動制限や規制などをその時その時に応じ見直して行く必要がある。

　特に病棟におけるルールは，当事者をコントロールするためのものではなく，当事者と周囲の人々を守るためにあることを自覚し，ルールを守る

か守らないかのパワーゲームにならないように気をつけるべきである。また，スティグマや医療者のパターナリズム，劣等感や不全感抱かせる治療環境，医療職者の指示的で高圧的態度はパーソナルリカバリーを阻害する[15]。そのため，当事者も医療職者も平等であり，尊重される一個人であることを忘れてはならない。また，病院組織全体の意識改革も重要であり，全人的対応や多様性に耐性があり，柔軟で個別性を重視する組織的な環境も必要である[15, 36]。

5. リカバリーの概念の実践プログラムと資料

1) 元気回復行動プラン (Wellness Recovery Action Plan : WRAP)

WARPはメアリー・エレン・コープランドによって紹介された自己リカバリープログラムであり，当事者が自身の精神疾患を克服し，自己実現するために開発した。リカバリーと自己管理の技術と方法の取得を目的とした実践プログラムであり，自身で自己のウェルネスを維持し，自己責任感を克服し，自身の夢や目的を達成するためのプログラムである。

特徴として，当事者がプログラムのファシリテーターの役割を担うことである。日本においては，坂本によって「元気回復行動プラン」と訳され，全国のWRAP拠点にて実践されている。精神科看護系の雑誌や書籍においてもプログラムの紹介がされている。

2) 病気の自己管理とリカバリー (Illness Management and Recovery : IMR)

IMRは「精神症状を持つ人が自らリカバリーゴールを設定し，リカバリーを達成するために必要な情報や技術を獲得することを目的とした，心理社会的介入プログラムである」[37]。IMRは，5つの精神療法（心理教育，服薬マネジメントのための認知行動的技法，再発予防，社会生活技能訓練，対処技能訓練）が統合され，構造化されたプログラムである。リカバリー志向のプログラムであり，対象者の主体性を尊重している。当事者が，プログラムをよく理解しておらず，プログラムの内容に沿わないリカバリーゴールを挙げるかもしれない。しかし，そのようなリカバリーゴールであっても否定せずに，受け入れ，当事者をエンパワーメントすることが必要である。ストレス脆弱性モデルでは，精神疾患を持つ人はストレスに弱く，

ストレスの度合いのマネジメントが重要だと考えられている。そのため，以前は就労や就学はストレスになるため避けるようにアドバイスされることもあった。リカバリー志向のプログラムでは，就労や就学は避けるのではなく，ストレスコーピングスキルを学ぶことによって，対処できるように支援をするべきだと考えられている。

3) リカバリーカレッジ

当時者と医療者が精神疾患とどのように付き合っていくのか学ぶ場として，英国で設立された。ここでは，医療者と患者という立場ではなく「学生」として自分の人生をどのように生きていくべきか学ぶ。当事者だけでなく，当事者の家族向けのコースもある。日本においても，「リカバリーカレッジ」が日本各地に設置されている。

4) リカバリー志向のケア

看護実践において，学習した理論や知識を実践に適用させることも重要である。もちろん，上記のようなプログラムに沿ってリカバリーモデルの実践を行うことも重要であるが，日々の看護でリカバリーモデルを活用することも重要でる。アメリカ精神医学会が作成した「Recovery-Oriented Care」のビデオシリーズは医師向けの内容となっているものの，看護においても参考になる。特に，リカバリーモデルを臨床で実践する際の医療者に必要な理論背景や態度について，ケーススタディーも用い具体的に示されている。アメリカ精神医学会のホームページから無料で視聴が可能である。

（大森圭美）

引用・参考文献
1) World Health Organization (WHO)：International Classification of Impairments. Disabilities. and Handicaps — A manual of classification relating to the consequences of disease. 1993.
2) World Health Organization (WHO)：Towards a Common Language for Function. Disability and Health ICF. 2002.
3) W. P.Corrigan, O.R.Ralph, ：Introduction — Recovery as consumer vision and research paradigm. Recovery in Mental Illness, American Psychological association, p.3-17, 2005.
4) Anthony, A. William：Recovery from Mental Illness — The Guiding Vision of the Mental Health Service System in the 1990s. Psychosocial Rehabilitation Journal, 16(4), p.11-23, 1993.
5) M.Slade.：Personal Recovery and Mental Illness. Cambridge, England.

Cambridge University Press, 2009.

6) American Psychiatry Association : Position Statement on Use of the Principles of Recovery. https://www.psychiatry.org/File%20 Library/ About-APA/Organization-Documents-Policies/Policies/Position-Use-of-the-Principles-of-Recovery.pdf.

7) 丹羽真一，佐久間啓，渡部康，本田教一，伊藤光宏，星野修三，黒須貞利：リカバリー達成のためには. Pharma Medica, 30 (3), p.217-224, 2012.

8) Substance Abuse and Mental Health Services Administration (SAMHSA) : SAMHSA's Working Definition of Recovery. https://store.samhsa.gov/ sites/default/files/d7/priv/pep12-recdef.pdf. ¥

9) National Alliance on Mental Illness (NAMI) : About Recovery. http://www. nami.org/template.cfm?section=About_Recovery.

10) J. Tew : Recovery Capital－What enables a sustainable recovery from mental health difficulties？. Eur J. Soc. Work, 16, p.360-374, 2013.

11) S. Ramon : The Place of Social Recovery in Mental Health and Related Services. International Journal of Environmental Research and Public Health, 15, p.1052, 2018.

12) R.Andresen, L.Oates, P.Caputi : The experience of recovery from schizophrenia－Towards an empirically validated stage model. Australian and New Zealand J of Psychiatry, 37, p.586-594, 2003.

13) Robin Michael Van Eck, Thijs Jan Burger, Astrid Vellinga, Frederike Schirmbeck, Lieuwe de Haan : The Relationship Between Clinical and Personal Recovery in Patient with Schizophrenia Spectrum Disorders－A Systematic Review and Meta-analysis. Schizophrenia Bulletin, 44 (3), p.631-642, 2018.

14) M. Slade, M. Amering, M. Farkas, et al. : Uses and abuses of recovery : implementing recovery-orientated practice in mental health systems. World Psychiatry, 13 (1), p.12-20, 2014.

15) 新海朋子，住友雄資：精神障害をもつ人のリカバリー概念に関する文献検討. 福岡県立大学人間社会学部紀要, 26 (2), p.71-85, 2018.

16) Bert-Jan Roosenschoon, Astrid M. Kamperman, Mathijs L. Deen, Jaap van Weeghel, Cornelis L. Mulder : Determinants of clinical, functional and personal recovery for people with schizophrenia and other severe mental illnesses－A cross-sectional analysis. Plos one, 14 (9), 2019.

17) R. Warner : Recovery from Schizophrenia－Psychiatry and Political Economy, Routledge, 2004.

18) World Health Organization (WHO) : Mental health and substance use. https://www.emro.who.int/mnh/campaigns/anti-stigma-campaign. html?format=html.

19) National Alliance on Mental Illness : Overcoming Stigma. Retrieved from https : //www.nami.org/Blogs/NAMI-Blog/October-2０１8 /Overcoming-Stigma.

20) The World Bank. : Social Inclusion. https://www.worldbank.org/en/topic/ social-inclusion.

21) National Association of Social Workers : NASW Practice Snapshot : The Mental Health Recovery Model.2０06 .https ://www.socialworkers.org/ practice/behavioral_health.

22) B. A. Caldwell, M. Sclafani, M. Swarbrick, K. Piren : Psychiatric Nursing Practice & the Recovery Model of Care. Journal of Psychosocial Nursing, 48 (7), p.42-48, 2010.

23) D. Saleebey : Building a Strengths Perspective for Social Work. The Strengths Perspective in Social Work Practice, p.18-26, 1992.

24) D. Saleebey : Introduction Power in the People. The Strengths Perspective in Social Work Practice, p.1-22, 2002.

25) H. Xie : Strengths-Based Approach for Mental Health Recovery. Iran J Psychiatry Behav Sci, 7 (2), p.5-10, 2013.

26) M. Epstein, M. Harniss, V. Robbins, L. Wheeler, S. Cyrulik, M. Kriz, et al. : Strength-based approaches to assessment in schools. Handbook of school mental health, Springer, 2003.

27) Department of Health and Social Care : Strength-based approach : Practice Framework and Practice Handbook. https : //assets.publishing. service.gov.uk/government/uploads/system/uploads/attachment_ data/file/7 7 8 1 3 4 /stengths-based-approach-practice-framework-and-handbook.pdf.

28) Victoria J Bird, Clair Le Boutillier, Mary Leamy, John Larsen, Lindsay G Oades, Julie Williams, Mike Slade : Assessing the Strengths of Mental Health Consumers : A Systematic Review. Psychological Assessment, 24 (4), p.1024-1033, 2012.

29) World Health Organization (WHO) : User empowerment in mental health-a statement by the WHO Regional Office for Europe2 0 1 0. https://apps.who.int/iris/bitstream/handle/1 0 6 6 5 /1 0 7 2 7 5 /E9 3 4 3 0. pdf?sequence=1&isAllowed=y.

30) Substance Abuse and Mental Health Services Administration (SAMHSA) : Shared Decision-Making in Mental Health Care. https : //store.samhsa. gov/sites/default/files/d7/priv/sma09-4371.pdf.

31) G. Elwyn, D. Frosch, R. Thomson,et al. : Shared Decision Making : A Model for Clinical Practice. J Gen Intern Med, 27 (10), p.1361-1367, 2012.

32) M. Stephen Stahl : Antipsychotic Agents.Stahl's Essential Psychopharmacology, Nueroscientific Basis and Practical Applications Third Edition. Cambridge University, p.383, 2011.

33) M. S. Matthias, M. P. Salyers, A. L. Rollins, R. M. Frankel : Decision Making in Recovery-Oriented Mental Health Care. Psychiatric Rehabilitation Journal, 35 (4), p.305-314, 2013.

34) E. M. Woltmann, R. Whitley : Shared decision making in public mental health care — Perspectives from consumers living with severe mental illness. Psychiatric Rehabilitation Journal, 34 (1), p .29-36, 2010.

35) N. Jones, P. W. Corrigan, D. James, J. Parker, N. Larson : Peer Support, Self-Determination, and Treatment Engagement. A Qualitative Investigation, psychiatric Rehabilitation Journal, 3 6 (3), p.2 0 9 -2 1 4, 2013.

36) S. Onken, J. Dumont, P. Ridgway, D. H. Dornan : Mental Health Recovery — What helps and what hinders? — A National research project for the development of recovery facilitating system performance indicators. Phase one report, 2002.

37) 吉見明香, 加藤大慈, 平安良雄：IMRでリカバリー！—EBP5ツールキット普及 の中で. 心の科学, 180, p.22-26, 2015.

コラム

レジリエンスとは何か

私たちが生きていくうえで，何かしら困難な出来事がある。私たちが今ここにいるということは，何らかの形でそれを乗り越えてきたと言えるであろう。その際に必要なのが，レジリエンスである。

レジリエンスの定義については諸説あるが，米国心理学会では「逆境，トラウマ，悲劇，脅威，または家族や人間関係の問題，深刻な健康問題，職場や経済的ストレスなどの重大なストレス源に直面した場合にうまく適応するプロセス」[1]としている。

貧困や親の精神疾患というリスクをもった子どもたちの中でもその1／3は適応的な成人に育ったという追跡研究[2]の結果からも，困難を乗り越える要因というものがあるのではないかと考えられた。

患者のレジリエンスを育むには，①相談できる人がいるか，②その人の強みは何か，③その人のできていることは何か[3]，④その人が楽しいと思うことは何か[4]の4つの要因を充実させるのが良いと言われている。①は資源・サポート，②はストレングス，③は自己効力感，④はポジティブ感情に関係[4]する。どの部分を援助すれば逆境を乗り越えるために役立つのかアセスメントし，患者がもともともっている力を見出し，かつ信じることで援助が豊かになるであろう。

（秋山美紀）

引用・参考文献
1) American Psychological Association：Building your resilience（February 1，2020）．https：//www.apa.org/topics/resilience/building-your-resilience（最終閲覧日：2023年3月28日）
2) Werner EE：What Can We Learn about Resilience from Large-Scale Longitudinal Studies？Handbook of Resilience in children（Goldstein S, Brooks RB ed）．Springer, 2013.
3) Grotberg EH：Tapping Your Inner Strength, How to Find the Resilience to Deal with Anything. New Age Books, 2001.
4) Boniwell I, Ryan L：SPARK Resilience A teacher`s guide. University of East London, 2009.

5 家族の理解

1. 家族システム

家族とは，共同生活を営む社会の小集団であり，多くの時間を共にしながら影響し合う存在である。生まれてから家族と過ごすことで，祖父母や父母，同胞などの家族構成員から価値観や信念を学び，しつけられて規範や作法を身につける。よって，一緒に過ごす家族の影響を受けて，人格の基礎が作られる。

また，家族はひとつのシステムであり，その中にも夫婦，母子，父子，同胞など，それぞれのサブシステムが存在する[1]。家族を「システム」で考えると，家族構成員それぞれが密接な関係をもちながら，家族全体を作り上げる。そのため，家族の誰かが精神疾患にかかったり，家庭内に問題が生じたりすると，ダイナミクスは揺らぎ，システムは機能を失い，家族は危機に陥ることがある。そのような状況下でも精神的健康が脅かされないように支援をしていく必要がある。

2. 家族関係の変化とこころの病

1) 家族の変化

現在の日本は[2]，人口が減少しており（生まれてくる子どもの数が減少を続けている），平均寿命は男性81.47歳，女性87.57歳（2021〈令和3〉年）と世界のトップクラスである。また，平成30年国民生活基礎調査によると，2019年の1世帯当たりの平均世帯人員数は2.39人であり，毎年減少している。このように，少子高齢社会にあって世帯の小規模化が進行している現在では，家族は多様性を失い，閉塞的で孤立しやすい。そのため，家庭内での虐待や暴力がおこりやすく，表面化しにくい状況にある。

2) 子ども虐待

厚生労働省の最新の発表（2022〈令和4〉年9月9日「子ども虐待による死亡事例等の検証結果（第18次報告の概要）」）によると，令和3年度中に，全国225か所の児童相談所が児童虐待相談として対応した件数は207,659件

（速報値）であり，これまでで最多の件数となっている。統計をとり始めた1990年度は1,101件であり，以降，件数は増加の一途をたどっており，子ども虐待は深刻な社会問題となっている。

「児童虐待の防止等に関する法律（通称・児童虐待防止法）」は，児童相談所における虐待相談件数の急増，虐待によって最悪の場合生命を奪われ，生命を奪われないまでも心身に重大な被害を受ける子どもが後を絶たないことから，2000年11月に施行された。この法律において児童虐待とは，保護者（親権を行う者，未成年後見人その他の者で，児童を現に監護するもの）がその監護する児童（18歳に満たない者）について行う次の行為と定義している。

①身体的虐待：児童の身体に外傷が生じ，又は生じるおそれのある暴行を加えること

②性的虐待：児童にわいせつな行為をすること又は児童をしてわいせつな行為をさせること

③ネグレクト：児童の心身の正常な発達を妨げるような著しい減食又は長時間の放置

④心理的虐待：児童に対する著しい暴言又は著しく拒絶的な対応，児童が同居する家庭における配偶者に対する暴力その他の児童に著しい心理的外傷を与える言動を行うこと

厚生労働省が出した「子ども虐待対応の手引き（平成25年8月改正）」によると，虐待のリスク要因を，以下の4つに分類しており，さまざまな要因が複雑に絡み合うことで起こるとされている。

①保護者側：望まない妊娠・出産，若年の妊娠・出産，精神的に不安定，被虐待体験，暴力に親和的，知的能力障害，アルコールや薬物依存など

②子ども側：未熟児，障害児，育てにくさを持っている子どもなど

③養育環境：経済的に不安定，孤立家庭，ひとり親家庭，子ども連れの再婚家庭など

④その他：妊娠の届け出が遅い，妊婦健診や乳幼児健診の未受診，飛び込み出産など

虐待を受けた児童は，心に深い傷を負う。後に，受けた傷が心的外傷後ストレス障害（Posttraumatic Stress Disorder：PTSD）として残ったり，嫌な記憶を消すために健忘を起こしたり，解離性障害や不安障害などの精神

障害を発症したり，虐待によって心身が受ける影響は計り知れない。また，回復には長期間の治療やケアが必要になる。そこで，虐待の防止や早期発見が重要な意味をもつ。

3) 高齢者虐待

　わが国において，介護保険制度の普及・活用が進むなか，一方では高齢者に対する身体的・心理的虐待，介護や世話の放棄・放任（ネグレクト）などが，家庭や介護施設などで表面化し，社会的な問題となっていることを踏まえて，2005（平成17）年に「高齢者虐待の防止，高齢者の養護者に対する支援等に関する法律」が施行された。これに基づく対応状況等に関する調査の最新の結果（厚生労働省，2022〈令和4〉年12月23日発表）によると，2021〈令和3〉年度に高齢者虐待と認められた件数は，養介護施設従事者などによる虐待では，相談・通報件数は2,390件，虐待判別件数は739件，養護者による虐待については，相談・通報件数は3万6,378件，虐待判別件数は1万6,426件となっており，いずれも過去最多になっている。よって，子ども虐待同様に，高齢者虐待もまた深刻な社会問題といえる。

　今後，人口の高齢化は進み，15～64歳の生産年齢人口は長期にわたって低下し，従属人口（生産年齢人口が扶養する15歳未満人口である年少人口と65歳以上人口である老年人口）指数は急速に高まり，とりわけ老年人口指数の伸びは顕著であると予想されている[2]。よって，高齢者の扶養や介護を担うマンパワーは絶対的に不足し，担い手の負担は大きくなる。このことは，高齢者が安心して扶養・介護される生活環境が現状よりも更に厳しいものになることを示唆している。そのため，高齢者虐待は増えていく危険性が考えられるが，高齢者の尊厳を傷つけるような，心や身体を傷つける行為はあってはならない。そのためには，虐待の未然防止や早期発見に努め，発見した場合は迅速で適切な対応を取る必要性がある。

4) ドメスティックバイオレンス

　「ドメスティックバイオレンス（domestic violence：DV）」とは，同居関係にある配偶者や内縁関係の間で起こる家庭内暴力のことである。最近では婚姻の有無を問わず，元夫婦や恋人など近親者間に起こる暴力全般を指す場合もある。暴力のタイプには，身体的暴力，精神的暴力，性的暴力，経済的暴力がある。

　警察庁生活安全企画課の最新の発表（2023年3月2日「令和4年における

ストーカー事案及び配偶者からの暴力事案の対応状況について」）[6] による
と，配偶者からの暴力事案等の相談等件数は増加傾向であり，2022（令和4）
年は8万4,496件と，2001（平成13）年の「配偶者からの暴力の防止及び被害
者の保護等に関する法律」の施行以後最多となった。

　DVの加害者は，被害者を所有物のように支配することで，自分の力やコ
ントロール感を確認したり，依存感情や寂しさを満たしたりしている。外
では社会的に認められている仕事や活動をしていることも多い。DVの被害
者は，度重なる暴力やそのエスカレートに怯え，家庭内では不安と緊張が
高まっているが，さらなる暴力を恐れて外に助けを求めにくい。

　また，次第に自己イメージや認知に歪みを生じたり，どうにもならない，
何もできないと無気力になってしまったりする。一方で，暴力の後に謝罪
され優しくされることがあり（ハネムーン期），「いつかは分かってくれる」
とか「本当は優しい」と，共依存的な感情を抱いてしまう。そのため，相談
につながりにくい。よって，DVを把握したらまずは話をじっくり聴くこと
に努め，併せて相談機関（配偶者暴力相談支援センター，女性センターな
ど）につなげることも必要である。

3.　精神障害者の家族の理解

1) 精神障害者の家族

　精神障害者の家族は，日常生活上の影響と心理的な影響を受ける[7]。日
常生活では，患者に対する日常生活動作（食事，排泄，清潔など）や疾患管
理（睡眠や服薬の確認，通院など）の援助に時間が割かれ，日々の援助によ
り疲弊することがある。心理的には，罪悪感（自分が悪いのではないか），
悲しみ（以前の姿と違う），孤独（他者に知られたくないために抱え込む），
不安や苦悩（この先どうなるのだろう）を抱く。

　このように負担が大きい一方で，家族のサポートは患者の疾患の悪化予
防や回復にとって重要なソーシャルサポートであり，家族の共感性や対処
能力は，疾患の予後に大きく影響する[8]。

2) 精神障害者の家族の影響

　家族の患者に対する感情表出（expressed emotion：EE）は，疾患の経過
に影響を与える。EE構成要素には，「批判的言辞」「敵意」「情緒的巻き込ま
れ」「温かみ」があるが，特に前の3つは重要な感情的要素であり[9), 10]，そ

れらが高いと再発率が高くなる。またEEは，統合失調症，気分障害，摂食障害では症状悪化の予測にすぐれている[9]ため，家族のEEを把握することで，家族への心理教育をより有用なものにできる。

　患者の症状が激しいことや，それが慢性的に続くことは，家族にとってストレスになるので，批判や敵意を周囲に向けてしまいがちである。また，家族の病気の理解が不足していると，患者が怠けているとかやればできるのにやらないだけかと思ってしまい，不満を抱いたり責めたりしてしまう。さらに，ほかの家族の協力が得られない中で，家族の誰か1人が問題を抱えてしまうと，過剰負担でストレス過多となり，協力してくれない家族や，原因を作っている患者に怒りを抱いてしまう。

　このように，疾患をもつ患者も当然ながら，精神障害者を抱える家族にもさまざまな苦悩がある。そこで家族が抱える日頃の苦悩や負担に理解を示し，努力を認めながら，患者との適切な距離の取り方や，感情的に巻き込まれすぎない方法などを教育する必要がある。

3) 家族会

　統合失調症をもつ家族への心理社会的支援としては，心理教育，家族教室，家族を対象とした生活技能訓練，家族コンサルテーション，家族会，家族のピアグループなどがある[11]。心理教育は，精神医療の領域で精神障害（主として統合失調症）の再発防止に効果的とされる方法であり，家族に対しては，「家族心理教育」として行われている。

　家族会とは，精神疾患をもつ人を身内にかかえる家族が集まり，同じ悩みを語り合い，互いに支え合う会であり，家族会の3本柱は，「相互支援」「学習」「社会的運動」である[12]。家族会には，病院を基盤とした「病院家族会」，保健所が事業として行っている「保健所家族会・家族教室」，地域ごとに結成されている「地域家族会」，さらに全国や都道府県ごとの連合会などがある[13]。

　全国組織としては，財団法人全国精神障害者家族会連合会（略称：全家連）が，1965（昭和40）に結成された。全家連は2007（平成19）年に解散したが，長年にわたり精神障害者に対する社会的理解の促進と，精神障害者施策の充実をめざした全国的な運動を展開してきた[14]。全家連解散後，精神疾患患者の家族が中心となり，公益社団法人全国精神保健福祉会連合会（みんなねっと）[12]を設立した。現在全国に約1,200の家族会があり，約3万人の家族会員がさまざまな地域で交流し活動している。各地域の家族会は47

都道府県連合会を構成し，連合会はみんなねっとの正会員となっている。みんなねっととは，主に以下の活動を行っている。

- 学習会や相談技能の研修会など，家族が力をつけるための支援をする
- 「月刊みんなねっと」を発行し，情報を伝える
- 医療・福祉制度や施策をよくするために活動する
- 精神疾患・精神障害について，啓発・普及をすすめる

　家族会の活動を通して，家族に精神疾患をもつ人たちが，エンパワメントできる（力をつけて自ら意思決定し，自発的に行動を起こせる）ことが大切である。家族会に参加したある人の体験記では，家族会で得られたエンパワメントは「共感してもらうことで気持ちが楽になる」「自分で気づき，対処能力が身につき，ものの見方が変わる」「自分のもっている力がわかり，どうすればいいか見えてくる」と挙げていた[15]。

　家族に精神疾患をもつ人たち同士が心情に寄り添うことで，理解と共感が生まれる。家族は自分の置かれた状況を他者に理解して共感してもらえることで，安心感や癒し，励ましを得ることができる。それによって，家族に潜在していた力が引き出され，主体性が生まれる。よって，家族が精神疾患をもつ人とともに歩んでいくために，家族会は重要な役割を担っている。しかし，日本の多くの家族会は高齢化して全国的に減少傾向にあり，新会員の入会が少ないことで，家族会のもつセルフケアグループ機能が十分に働かず，停滞しているという問題を抱えている[16]。

（戸澤順子）

引用・参考文献
1) 吉松和哉，小泉典章，川野雅資編：精神看護学Ⅰ精神保健学第4版. NOUVELLE HIROKAWA, 2007.
2) 一般財団法人厚生労働省統計協会：国民衛生の動向・厚生の指標. 増刊68（9）, 2021／2022.
3) 厚生労働省：2019年公民生活基礎調査の概況. https://www.mhlw.go.jp/toukei/saikin/hw/k-tyosa/ k-tyosa19/index.html（2023年8月20日最終閲覧）
4) 厚生労働省：児童虐待防止対策. https://www.mhlw.go.jp/stf/seisakunitsuite/bunya/000019801_00004.html（2023年8月20日最終閲覧）
5) 厚生労働省：高齢者虐待防止. https://www.mhlw.go.jp/stf/seisakunitsuite/bunya/0000199819_00003.html（2023年8月20日最終閲覧）
6) 警察庁：https://www.npa.go.jp/bureau/safetylife/atalker/R2_STDVkouhousiryou.pdf（2023年8月20日最終閲覧）
7) 吉浜文洋，末安民生：学生のための精神看護学. 医学書院, 2010.
8) 武井麻子：系統看護学講座専門分野Ⅱ 精神看護の基礎 精神看護学1. 医学書院, 2012.
9) 井上新平他：精神科治療におけるEE（家族感情表出）の意義. 神経雑誌, 106（4）,

p.515-518. 2004.

10) 上原徹, 後藤雅博：感情表出. 臨床精神医学, 39, p.104-113, 2010.

11) 坂田三允編：精神看護エクスペール11精神看護と家族ケア. 中山書店, p.118, 2005.

12) みんなねっと：https://seisinhoken.jp. (2023年8月20日最終閲覧)

13) 厚生労働省：みんなのメンタルヘルス. https://www.mhlw.go.jp/kokoro/support/consult_4.html (2023年8月20日最終閲覧)

14) 日本精神科看護技術協会監修：実践精神看護テキスト 基礎・専門基礎編 対人関係／グループアプローチ／家族関係. 精神看護出版, p.182, 2011.

15) 当事者家族：体験記 家族の体験と想い. 精神科看護, p.6, 40 (3), 2013.

16) 横山恵子：超高齢社会とこれからの家族支援. 精神科看護, 44 (8), p.4-14, 2017.

17) 川野雅資編：新看護観察のキーポイントシリーズ 精神科Ⅰ・Ⅱ. 中央法規, 2011.

18) 萱間真美, 野田文隆：精神看護学 こころ・からだ・かかわりのプラクティス. 南江堂, 2010.

19) 瀧川薫編：精神保健看護学. オーム社, 2013.

20) 宮本眞巳, 安田美弥子編：アディクション看護. 医学書院, 2008.

21) 中釜洋子, 野末武義, 布柴靖枝, 無藤清子：家族心理学. 有斐閣ブックス, 2008.

6 診断と治療の技法

1. 診断の技法　問診をめぐって──情報の収集と理解

　精神科では検査上は何も出ないことが多いので，この問診が診断で大きな意味をもってくる。それについて言語を通したものと，そうでないものに分けて観察する。

1) 言語的理解

(1) 問診用紙の記入

　誰が（本人，付き添い者），何を，どのように記入するか，あるいはしないかはとても参考になる。たとえば付き添い者の記入は，本人に病識がないか依存的かの場合を考え，ぎっちり事細かに書く人は，強迫的な性格を考える。

(2) 主訴は何か

　当たり前のようだが，精神症状では数値化はおろか言語化できない場合も多いので，「つらい」としか言いようのないこともある。また本人は何も困っていないが，周囲は大変迷惑しているという精神病レベルの問題もよくみられる。ただ誰かが何か困っていることは確かなので，その中身（誰が何に困っているか）をできるだけ明確にするように努める必要がある。

(3) 受診動機を探す

　精神科は他の診療科（いわば"身体科"）と異なり，受診にはいまなお敷居が高いが，なぜ本日それを乗り越えて受診したのかについて，考えることが重要になる。たとえば，十数年来悩んでいる症状について，今日受診したのには，そう決断させた"もっともな理由"があるはずだと考える。これを明確にすることが診断の糸口や治療のカギになることがある。

(4) その人の生きざまの4次元的理解：時間因子と空間因子の重要性 (表1) [1]

　現在ある症状を詳しく聴くことは大切だが，それだけではのっぺらとしていて，わかることは限られる。そこで今の症状を時間的に動かしてみるとどうなるか，症状を持つ人を取り巻く状況はどうかをみると，問題の全体像が垣間みられることが多い。つまり患者の見えている景色や記憶を共

有することで，本人には見えているが理解できないことを，こちらが岡目八目で観ることによって理解の一助とする（詳しい内容は文献[2]を参照）。

2) 非言語的理解

(1) 非言語的情報

　これは言語的情報と同じか，時にはそれ以上，雄弁に事情を物語るので大切である。服装・化粧は，清潔さや色使い（派手さ），年齢相応か流行に敏感かなどについての，特に女性で重要な情報源となる。もちろん態度・表情・話しぶり・話の内容との一貫性も含む。きわめて深刻なはずの内容を淡々と述べる時には，本当に深刻で感情を引いてしまっていることを感じさせ，逆に「大変だ」と言いながら，どこか満ち足りている感じがすると，ヒステリーを推測させる。また同伴者の有無，居ても同席の可否が大切な情報となる。原則的に同伴は診察前に本人に選ばせる。たとえば20代の男性が母親の同伴を許容するか拒否するか，それに対する母親の態度が，母子関係についての重要な情報源となる。

(2) 治療者との関係性

　患者が初めて精神科受診をするときには，「何を聞かれるのだろう？」「治るのだろうか？」などと，とても不安が強いことが多い。自分から受診しても，警戒的でなかなか必要なことにも答えられない人がいるかと思えば，

▼ 表1　時間因子と空間因子[1]

●時間因子〜起始と経過
主訴はいつ始まり，増悪傾向にあるのか軽快傾向なのか，あるいは動揺性（たとえば日内変動）があるのか，エピソード的なのか，軌を一にした変化はあるのか？（たとえば身体疾患や経済状況など）精神疾患の既往〜人は同じ状況には同じ反応を示し，同じ経過をたどりやすいので，これをよく吟味すれば現在の状態の対応に大いに参考になる。
●空間因子〜患者さんの生活状況
家族の成員〜同居の有無，各々の年齢・職業・大まかな住所と距離，性格，本人との関係（誰と誰が気が合う・合わない，世代間の境界が守られているかなど）；必要なら近しい親類について。居住環境，経済状態，職業・就労状況や対人関係；学生なら学校の種類・学部名（たとえば医療関係の専門学校，法学部など）・（できれば）成績・所属クラブ・友人関係・異性関係（彼氏，彼女はいるか），趣味活動，嗜好品（特に飲酒量，違法薬物の使用），身体疾患（持病）・治療薬・身体障害の有無（あれば日常生活への影響程度）など。
●両因子の混合したもの
教育歴（最終学歴，できれば成績），職歴（特に最長のものの職種と従事期間，就職及び退職理由），結婚歴，家族歴（家族内の重大な身体疾患・精神疾患・自殺者の有無のほか，両親の離再婚とそれに伴う離散や再同居，親の転勤に伴う転居など），身体的既往歴など。

最初からかなり内面的なことまで明け透けに明かしてしまう人もいる。そういった人が治療の進展にしたがって，治療者とどういった心理的距離を取るかは，他の人との関係を図る1つの指標と言える（もちろんこの際に治療者自らの傾向も勘案すべきではある）。

(3) 治療的意味合いと侵襲性

問診は診断のためではあるが，それは患者の苦しみに寄り添い，少しでも楽にしてあげたいと強い関心をもって聞いているので，それ自体がケアとなり"治療的意味合い"が含まれている。

しかしこれと表裏一体に存在するのが，問診の"侵襲性"である。これは腹痛時の内科の触診のようなものであり，警戒心の強い患者は「何でそこまできくのか？」と侵入される不安が強まるかもしれない。そういったサインを読み取った際には，診断のために無理に心の扉をこじ開ける愚を犯さないことが大切である。ここでは言いたくないということ，患者が埋めない穴もまた1つの情報ともいえる。それが問題の核心部であることも多く，この情報がないとこちら側は何とも落ち着かない不全感が残るのだが，わからないことをわからないままにしておく[3]ことも必要なのである。本当に必要なことなら，形を変えくり返しそこに行きつくことになり，それまでに患者との治療関係が進んでいれば，その扉を開けるのを許してくれるかもしれない。

2. 操作的診断基準と"ストーリ"の読み取り

1) 操作的診断基準

DSM-5[4]はアメリカ精神医学会が作成した「精神疾患の診断・統計マニュアル 第5版」（Diagnostic and Statistical Manual of Mental Disorders fifth edition）である。

戦争から帰還した兵士の中に「戦争神経症」（現在のPTSDの一種）といわれる精神障害が多くみられたことから，それまでの精神病を中心とした精神病院精神医学から脱却し，1952年に第1版（DSM-Ⅰ）が作成された。その後，版を重ね，効果的な向精神薬の登場と関連して（どういう疾患にどんな薬が効くかを明確にすることを1つの目標として）出された第3版（DSM-Ⅲ，1980年）では，器質的精神障害と適応障害を除いて原因を問わず脱理論的とし，すべての精神障害を網羅したほか，1～5軸の多軸診断（①臨床疾患，②パーソナリティ障害と精神遅滞，③一般身体疾患，④心理社

会的および環境的問題，⑤機能の全体的評定〈GAF〉）により診断に多面性をもたせるなど，精神疾患の診断に革命的な変化をもたらした。また1987年の第3版・改訂版（DSM-Ⅲ-R）では，後述する診断階層性を廃止し，診断項目を満たせば横並びとする併存症（comorbidity）とした。1994年の第4版（DSM-Ⅳ）ではWHOのICD-10（国際疾病，傷害死因分類第10版）との整合性が図られ，2000年の第4版・本文改訂版（DSM-Ⅳ-TR）[5] を経て，2013年5月に現行の第5版（DSM-5）が出版された。ここで1～3軸は「全精神的あるいは他の医学的疾患」とされ，ひとつにまとめられた（表2）。

　一方，もう1つの世界的な操作的診断マニュアルであるICD-10[6] は，1893年に国際統計協会が第1版を作成した『国際疾病障害死因分類』（International Classification of Disease, Injuries, and Cause of Death）である。元々は外傷

▼ 表2　うつ病／大うつ病性障害[4] の診断基準

A. 以下の症状のうち5つ（またはそれ以上）が同じ2週間の間に存在し，病前の機能からの変化を起こしている。これらの症状のうち少なくとも1つは（1）抑うつ気分，または（2）興味または喜びの喪失である。
注：明らかに他の医学的疾患に起因する症状は含まない。
（1）その人自身の言葉（例：悲しみ，空虚感，または絶望を感じる）か，他者の観察（例：涙を流しているように見える）によって示される，ほとんど1日中，ほとんど毎日の抑うつ気分
注：子どもや青年では易怒的な気分もありうる。
（2）ほとんど1日中，ほとんど毎日の，すべて，またはほとんどすべての活動における興味または喜びの著しい減退（その人の説明，または他者の観察によって示される）
（3）食事療法をしていないのに，有意の体重減少，または体重増加（例：1か月で体重の5％以上の変化），またはほとんど毎日の食欲の減退または増加
注：子どもの場合，期待される体重増加がみられないことも考慮せよ。
（4）ほとんど毎日の不眠または過眠
（5）ほとんど毎日の精神運動焦燥または制止（他者によって観察可能で，ただ単に落ち着きがないとか，のろくなったという主観的感覚ではないもの）
（6）ほとんど毎日の疲労感，または気力の減退
（7）ほとんど毎日の無価値感，または過剰であるか不適切な罪責感（妄想的であることもある。単に自分をとがめること，または病気になったことに対する罪悪感ではない）
（8）思考力や集中力の減退，または決断困難がほとんど毎日認められる（その人自身の言明による，または他者によって観察される）。
（9）死についての反復思考（死の恐怖だけではない），特別な計画はないが反復的な自殺念慮，または自殺企図，または自殺するためのはっきりとした計画
B. その症状は，臨床的に意味のある苦痛，または社会的，職業的，または他の重要な領域における機
能の障害を引き起こしている。
C. そのエピソードは物質の生理学的作用，または他の医学的疾患によるものではない。
D. 抑うつエピソードは，統合失調感情障害，統合失調症，統合失調症様障害，妄想性障害，または他の特定および特定不能の統合失調症スペクトラム障害および他の精神病性障害群によってはうまく説明されない。
E. 躁病エピソード，または軽躁病エピソードが存在したことがない。

著者注）：「ほとんど1日中」「ほとんど毎日」の条件が重要

を含む全疾患と死因の統計分類で，1948年に作成された第6版はWHOに採択されるとともに，精神障害が独立した章となった。

1967年の第8版は最初の世界共通の精神疾患分類体系となり，DSM-Ⅱ（1968年）にも影響を与えた。現行の第10版（ICD-10）は1992年に刊行され，今後はDSMの影響下に操作的診断基準を採用した。2019年にWHOが承認した第11版（ICD-11）は2022年1月12日に正式発効した。約30年ぶりの改定では，「ゲーム症／ゲーム障害」が新たに加わり，性同一性障害（GID）は「性別不合」となり，精神疾患から外された。

また睡眠―覚醒の障害が，精神の障害とは別立てとなった。

2)"ストーリ"の読み取り―仮説設定とその検証

表2を参照するとわかるように，うつ病は9項目のうち5項目以上を2週間満たせばよいという症状羅列的な手軽なもので，心理社会的なストレスの記載はあったとしても，相互関係や全体像ははっきりせず，「うつ病」は患者の特性の1つに過ぎない。治療上意味のある介入をするためには不十分な印象を否めない。

患者の全体像をジグソーパズルにたとえるなら，DSMなどの操作的診断基準は，"ある模様となるピースの一組"のようなものと言える。他の診断を満たす"別の模様のピースの一組"が混ざっていることもあるし，DSMとは無関係だが意味のありそうなもの，まったく無関係そうなものなど，問診により次々に情報のピースが増えていく。これらを患者の真の問題をあぶり出せるように，完成図のついていないジグソーパズルをいかに意味のあるものに組み立てられるかが要求される。その際の道標になるのが，土居の言うところの患者の"ストーリ"を読む[3] という態度である。

ここでいう"ストーリ（Story：ストーリー）"とは，「何かある人物や事柄を時間的経過に沿って述べたまとまった話」と定義されている。患者が今の苦境に至った"ストーリ"を読もうとすることは，患者の精神状態の理解につながり，その人の抱える問題の核心が垣間見えてくる。よほど重い病理を抱えていない限り，"ストーリ"は「なるほどとうなずけるような連関」をもっている。こういう視点に立つとおのずから，これまでの情報の中で抜け落ちていた部分に気づき，その空白を埋めては全体の筋書きを考える。するとまた疑問点が見えてきて，その空白についてきいていくという手順を繰り返し，次第に問題の核心に近づいていく。

この筋書きが仮説設定であるが，患者からもらった新しい情報のピース

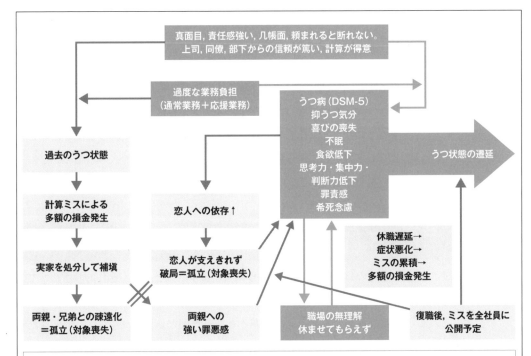

図の内テキスト：

真面目，責任感強い，几帳面，頼まれると断れない。上司，同僚，部下からの信頼が篤い，計算が得意

過度な業務負担（通常業務＋応援業務）

うつ病（DSM-5）
抑うつ気分
喜びの喪失
不眠
食欲低下
思考力・集中力・判断力低下
罪責感
希死念慮

うつ状態の遷延

過去のうつ状態

計算ミスによる多額の損金発生

実家を処分して補填

両親・兄弟との疎遠化＝孤立（対象喪失）

恋人への依存↑

恋人が支えきれず破局＝孤立（対象喪失）

両親への強い罪悪感

職場の無理解休ませてもらえず

休職遅延→症状悪化→ミスの累積→多額の損金発生

復職後，ミスを全社員に公開予定

治療者が患者から聞き出せたのは濃い青色の部分で，患者は薄い青色の部分を語ることなく治療が進んでいた。治療者は，何とか会社を休ませて環境整備を行い，抗うつ薬を処方することで，ある程度の症状の軽減がみられた。しかし，どこか治療効果が不十分なまま経過した。
かなり後になってからうすい青色の部分を知ることになり，きわめて危険な状況で推移していたことがわかった。すなわち，過去にあった同様のエピソードにより，家族に大きな損失を負わせ，家族と疎遠になり孤立していたこと，今回も会社に無理させられて二の舞になり，しかも，それが復職とともに"公開処刑"を受けることが決まっていたこと，こういった不安・抑うつから過度になった依存を恋人が支えきれずに去っていき，孤立感を深めていたこと，そしてこれらがすべて希死念慮を増幅させていたことなどである。DSMにある症状をみているだけでは，その人の事情のいかに一端をみているにすぎないか，治療的対応が不十分になるかを示した。

▲ 図1　あるうつ病のケース（40代，独身男性，会社員／経理担当）

について，これまでの仮説で説明可能かどうかを検証する。そしてもし合わなかったら，そのピースを含んでも説明可能な修正した仮説を再設定する。仮説はあくまでも仮説に過ぎず，このように修正する柔軟性を残しておく必要がある。そしてこの修正の反復により，より精度の高いレベルで患者の全体像に迫ることができ，それに伴って，その人に合った治療やケアが提供でき，患者のその後の変化にも対応が可能となりやすい（図1）。

　治療者が患者から聞き出せたのは濃い青色の部分で，患者は薄い青色の部分を語ることなく治療が進んでいた。治療者は，何とか会社を休ませて環境整備を行い，抗うつ薬を処方することで，ある程度の症状の軽減がみられた。しかし，どこか治療効果が不十分なまま経過した。

　かなり後になってから薄い青色の部分を知ることになり，きわめて危険

な状況で推移していたことがわかった。すなわち，過去にあった同様のエピソードにより，家族に大きな損失を負わせ，家族と疎遠になり孤立していたこと，今回も会社に無理させられて二の舞になり，しかも，それが復職とともに“公開処刑”を受けることが決まっていたこと，こういった不安・抑うつから過度になった依存を恋人が支えきれずに去っていき，孤立感を深めていたこと，そしてこれらがすべて希死念慮を増幅させていたことなどである。DSMにある症状をみているだけでは，その人の事情のいかに一端をみているにすぎないか，治療的対応が不十分になるかを示した。

3.　診断階層表（図2）[7, 8]

　前述のDSMの併存症という概念に反することだが，操作的診断基準ではそうであっても，実際には診断の階層は現に存在すると思われる。この図は精神疾患をみるうえでの基本となる地図といえる（もちろん例外もたくさんある）。左側の列に症状が7つ並び，それに対応する診断名が右に6つ並んでいる。この症状の並びが大切であり，番号が若いほど基盤をなすあるいは低次元の症状といえ，番号が増えるにしたがって，そのうえに成り立つ高次元の症状といえる。

　まず①の「意識障害」であるが，これが確実にあるなら，その下の症状はあってもなくてもよいことになる。「中毒性・症状性精神障害」とはアルコールの離脱や身体疾患による「せん妄」がよい例となる。つまり，せん妄のときには下記の「認知症」のような知的機能の低下，「幻覚・妄想」「躁気分」といった気分の波や不安などがあってもなくても良い。

　意識障害下ではすべての精神症状が起こりうるということである。意識とは精神症状という役者が演じる劇の舞台照明と言え，それが暗くなると奈落からどんな役者が出てきてもおかしくなくなる。そしてここでいう意識障害は，JCS（Japan Coma Scale：ジャパン・コーマ・スケール）でいえば1桁くらいの軽いものが多く，それは「注意の障害」で診る。

　具体的には「100-7テスト」のような連続の引き算を暗算でやってもらい，的確に答えられるかをみる。これは簡単なように思えるが，われわれも，夜中に急に起こされぼーっとしたときにやらされたらどうだろうか？　引かれるもの，引くもの，答えの1の位・10の位と次々に注意の集中・転導（向けかえること）を反復していかねばならないので，意識が清明（クリアー）でないと，1か10の位のどちらかを間違うことがよく起こる（100-7 = 97

とか103とか)[9]。

②「知的機能の低下」→「脳器質性精神障害」は広義の概念だが，ここでは「認知症」とみてもよい。①でももちろん見当識障害や記憶障害など認知機能の障害が起こる。その鑑別には，時間的因子が重要であり，①での「せん妄」では時間や日単位で急激に発症し，日内変動（「夜間せん妄」と呼ぶように，昼間は軽減し夜に悪化する）があるのに対して，②の「認知症」は月や年単位で緩徐に発症し次第に悪化する。また「せん妄」は一気に知的機能全体がだめになる，いわば"全層雪崩"の形態をとるが，「認知症」は料理の手順や難しい判断など高次のことができなることから始まって，次第に低次にあたる自分の身の回りのことができなくなるといった，"表層雪崩"を反

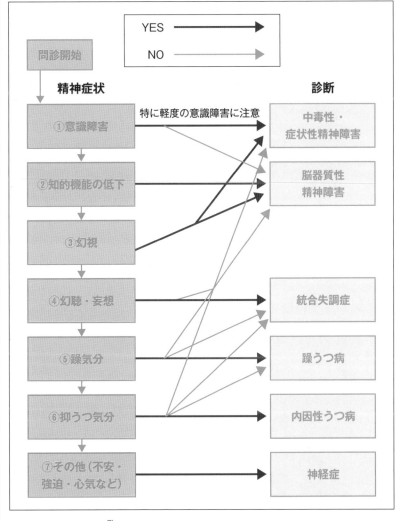

▲ 図2 診断階層表[7]

復して崩れていく印象である。

　従って，独居が可能だったお年寄りが1週間前から急に時間もわからず失禁し始めたというなら，やはり「せん妄」を考えるべきである。③④では「知覚すべき対象なき知覚」[10] である「幻覚」のモードにより，よくみられる精神疾患が異なることは興味深い。視覚の幻覚である「幻視」が主体である場合は，神経内科（脳卒中やパーキンソン病などを対象とする）を初めとする内科など身体科の方に多くみられ，聴覚の幻覚である「幻聴」が主体の場合は，精神疾患，特に精神病である『統合失調症』でみられることが多い。またこの疾患では「自分自身に関連した，訂正不能で事実無根の，主観的確信」[10] である「妄想」（被害関係妄想など）が「幻聴」とともによくみられる。知覚（幻聴）と思考（妄想）とは通常は異なるものだが，この病気だと「考想化声」（自分の考えたことが声になって聞こえる）のように境目が不明瞭になる。⑤の「躁気分」がある場合には，⑥の「抑うつ気分」を伴うことが多く，診断は『躁うつ病』（『双極性障害』）になり，薬も気分安定薬（mood stabilizer）が主体となるため，⑥の「抑うつ気分」だけで，抗うつ薬が治療の主体となる「うつ病」と区別される。DSM-Ⅳ-TRで「気分障害」の中の2つになっていたこの疾患群が，DSM-5でそれぞれ独立したのは，「双極性障害」の方がそれだけ『統合失調症』に近いことを示唆してもいる[11]。

　⑦の「その他」の，特に「不安」はすべての疾患に併存しうるものだが，ここではこれまでの症状がなく不安がある場合を指し，従来の用語である『神経症』にみられる。ここで重要なことは「老人のうつ病」は焦燥感の強いものが多く，盛んに「不安」を訴えるので，『不安神経症』と見誤りやすいが，その実態は『うつ病（焦燥性）』であり，聞けば「抑うつ気分」や「喜びの喪失」を認める。『不安神経症』と思って，抗不安薬だけ処方すると，効かないばかりか，自殺企図の際の現実的な不安を軽減し，自殺を後押ししかねないので注意が必要である。

　「診断階層表」はその構造上，階層の下の症状は含まれうるが，上の症状はほぼ含まれない。たとえば，統合失調症の診断が明らかな人が，最近幻視を盛んに訴えるようになれば，何らかの身体疾患かアルコールを含む薬物依存を併発した可能性を考えるといった利用の仕方が考えられる。また，病気の重さ，侵襲の強さを診るのに適しており，単なる（内因性）うつ病より，精神病性うつ病（妄想を伴う）のほうが⑥→④によるぶん，重いということになる。

　この図に省かれている大きなものとしては，パーソナリティ障害，精神

遅滞（以上，DSM-Ⅳ-TRまでの2軸），（神経）発達障害が挙げられる。これらはここでの診断分類とは別の次元の「その人らしさ」（基本特性）と考えられ，いわばこの図2に立体的に直交する軸として考えられる。そしてその基盤のうえでこの図のいろいろな症状を出しうると考えられる。たとえば境界線パーソナリティ障害（BPD）は不安や抑うつ気分を伴いやすく，診断基準上も強いストレス時には，妄想（様観念），解離（特殊な意識障害ともとり得る）をきたす，といった具合である。「問診」などで集めた情報から，とりあえず「診断階層表」で病気の重さで測り，「操作的診断基準」にあてはめてみるが，その人全体の理解には「"ストーリ"の読み取り」（図1のような広がりの中での理解）が不可欠となる。

（樋山光教）

4. 検査の技法

1) 心理検査の歴史

　科学としての心理学は19世紀末ころから急速に発展し，個別性や個人差の測定への関心からさまざまな検査法が研究された。個人の特性にあわせた教育という視点から1905年に最初の心理検査がビネー（Binet, A）によって考案された。同じころ第一次世界大戦中のアメリカでは集団知能検査が兵士の選別に使用されたり，産業界からの要請に応じて適性検査が開発されたりした[12, 13]。昨今，心理検査の妥当性や信頼性を疑問視した批判的な見解も多いが[14, 15]，このような歴史的背景から明確な根拠もなく選別され優劣を判定されるのではないかという疑念があるのだろう。心理検査が考案・開発され，検証されてきた時代的背景に考えを巡らすことは，人間や社会を理解するうえでとても重要である。大切なことは，今日まで心理検査がさまざまな臨床場面で活用され続けている背景には，単に正常や異常，有能や無能といった区別をする道具としてではなく，人間をより深く理解するための1つの手段・技法として時間をかけて成熟してきた歴史があるという事実である。

2) 心理検査の種類

　心理検査は，精神医療において診察・行動観察とならんで有効なアセスメント技法である。表3は医療現場で使われている心理検査のうち，22年4月1日現在，診療報酬点数として認められている臨床心理・神経心理検査

▼ 表3　臨床心理・神経心理検査一覧（令和4年3月4日保医発0304第1号別添1（医科点数表）を基に作成）

	1. 操作が容易なもの：80点	2. 操作が複雑なもの：280点	3. 操作と処理が極めて複雑なもの：450点
D283 発達及び知能検査	津守式乳幼児精神発達検査，牛島乳乳幼児簡易検査，JMAP日本版ミラー幼児発達スクリーニング検査，遠城寺式乳幼児分析的発達検査，デンバー式発達スクリーニング，DAMグッドイナフ人物画知能検査，DTVPフロスティッグ視知覚発達検査，脳研式知能検査，コース立方体組み合わせテスト，RCPMレーヴン色彩マトリックス検査，JART知的機能の簡易評価	MCCベビーテスト，PBTピクチュア・ブロック知能検査，新版K式発達検査，WPPSI知能診断検査，WPPSI-Ⅲ知能検査，全訂版田中ビネー知能検査，田中ビネー知能検査V，鈴木ビネー式知能検査，WISC-R知能検査，WAIS-R成人知能検査（WAISを含む。），大脇式盲人用知能検査，ベイリー発達検査，Vineland-Ⅱ適応行動尺度	WISC-Ⅲ知能検査 WISC-Ⅳ知能検査 WAIS-Ⅲ成人知能検査 WAIS-Ⅳ知能検査
D284 人格検査	INV改訂版精研式パーソナリティインベントリー，MPIモーズレイ性格検査，Y-G矢田部ギルフォード性格検査，TEG-Ⅱ東大式エゴグラム，新版TEG，新版TEG-Ⅱ，新版TEG3	バウムテスト，SCT精研式文章完成法テスト，P-Fスタディ絵画欲求不満テスト，MMPIミネソタ多面的人格目録，TPI，EPPS性格検査，16P-F人格検査，描画テスト，ゾンディ・テスト，PILテスト日本版	ロールシャッハテスト CAPS 早大版TAT絵画統覚検査 早大版CAT幼児児童用絵画統覚検査
D285 認知機能検査その他の心理検査	MAS顕在性不安尺度，MEDE多面的初期認知症判定検査，AQ日本語版，日本語版LSAS-J，M-CHAT，長谷川式認知症スケール，MMSE-J，CAS不安測定検査，SDSうつ性自己評価尺度，CES-Dうつ病（抑うつ状態）自己評価尺度，HDRSハミルトンうつ病症状評価尺度，STAI状態・特性不安検査，POMS，POMS2日本語版，IES-R，PDS，TK式診断的新親子関係検査，CMI健康調査票，GHQ精神健康評価票，ブルドン抹消検査，WHO QOL26，COGNISTAT，SIB，Coghealth，NPI，BEHAVE-AD，音読検査，WURS，MCMI-Ⅱ，MOCI邦訳版，DES-Ⅱ，EAT-26，STAI-C状態・特性不安検査（児童用），DSRS-C，前頭葉評価バッテリー，ストループテスト，MoCA-J，Clinical Dementia Rating（CDR），	ベントン視覚記銘検査，内田クレペリン精神検査，三宅式記銘力検査，S-PA標準言語性対連合学習検査，BGTベンダーゲシュタルトテスト，WCSTウィスコンシンカードソーティングテスト，SCID構造化面接法，BADS遂行機能障害症候群の行動評価，RBMTリバーミード行動記憶検査，Ray-Osterrieth Complex Figure Test（ROCFT）	ITPA言語学習能力診断検査，SLTA標準失語症検査，SLTA-ST標準失語症検査補助テスト，SPTA標準高次動作性検査，VPTA標準高次視知覚検査，標準注意検査法CAT・標準意欲評価法CAS，WAB失語症検査，老研版失語症鑑別診断検査，K-ABC心理教育アセスメント・バッテリー，日本版K-ABCⅡ，WMS-Rウエクスラー記憶検査，ADAS，DN-CAS認知評価システム，小児自閉症評定尺度，発達障害の要支援度評価尺度（MSPA），PARS-TR親面接式自閉スペクトラム症評定尺度改訂版，子ども版解離評価表

　の一覧である。検査と結果処理に要する時間が概ね40分以上のものは「操作が容易なもの」，同じく概ね1時間以上要するものは「操作が複雑なもの」，同じく概ね1時間30分以上要するものは「操作と処理が極めて複雑なもの」

と区分されている。

3) 検査技法の実際

(1) 心理検査の実際

　精神医療においてどのように心理検査が実施されているのか，架空の事例をあげて解説する。

①事例A

　20代の会社員の男性が，「頭が痛い」「やる気が出ない」「仕事が手につかない」という主訴で来院した。初診を担当した医師がこれまでの経過や生活状況を聴取したところ，異性関係でのストレスや家族との衝突があり，抑うつ気分は認められたが，日常のストレスの範囲内とも思われた。そのため医師からの発案で「人格傾向の把握」を目的として心理検査が依頼された。臨床心理士は依頼に基づきテストバッテリーとして「①SCT，②ロールシャッハ法，③描画法」を実施した。精神病水準の混乱状態に陥る危険が予想された。その結果を踏まえて医師はより詳しく本人が困っている内容を聴き取り，病状をとらえて処方がなされ，症状は徐々に消褪していった。

②事例Aの分析

　患者の抑うつ状態に人格傾向や病態水準がどのように影響しているかを捉えるため補助的な資料として心理検査が依頼された。心理検査には，検査の目的や意図がわかりやすく回答を操作しやすいもの（質問紙法など）や目的や意図がわかりにくく，回答を操作しづらいもの（投映法など）があり，その特徴を組み合わせることでよりその人らしさについての理解が深まる。そういった検査の組み合わせをテストバッテリーという。

③事例B

　30代のパート勤務の主婦。それまでの年配の男性上司が異動し若い女性上司が着任して以降，仕事のミスが増えた。度重なる上司からの叱責が苦痛となって仕事を休むようになり，家でも鬱々と過ごしているのを見かねた夫と一緒に来院した。職場の業務内容や家での過ごし方を詳しく聴取した医師は，現在の適応水準の低下が知的機能に起因している可能性を考慮して臨床心理士に知能検査を依頼した。はたして軽度精神発達遅滞に相当する知的機能の制限が予想された。その結果を踏まえて医師は環境調整を提案，職場の人事担当者と何度か相談したのち，彼女は仕事に復帰した。上司がかかわり方を少し変えることで仕事のミスは大幅に減少した。

④事例Bの分析

　患者の知的機能水準を確かめるために知能検査が依頼された。その結果から知的機能の特徴を踏まえた生活上のアドバイスを行うことで患者は適応水準を回復した。知能検査が単にIQの数値を測定する目的だけで使われるのではないという一例である。

⑤事例C

　20代後半の男性。小学校までの適応は良好だったが，中学生になると学校の授業以外の時間帯にクラスメートや部活の仲間から「変わっている」「空気が読めない」などとからかわれたことをきっかけに口論になり，その後，仲間はずれにされたことが苦痛で不登校となった。最近外出すると周りの人からの視線を感じて緊張してしまい，横断歩道ですれ違いざまに「変な人」と声が聞こえて落ち着かなくなった。家で耳を塞いで叫んでいるのを発見した家族に連れられて来院した。

　医師は上記のエピソードや幼少時からの発達状況を聴取し，「人格傾向の把握」「知的機能の確認」のため臨床心理士に心理検査を依頼した。臨床心理士はテストバッテリーを組み，①知能検査，②ロールシャッハ法，③描画テスト，④P-Fスタディ，⑤AQ日本語版，を実施した。その結果を踏まえて医師は過敏性を抑えるために薬物療法を開始，同時に対人関係のスキルを学ぶための集団精神療法への参加を提案した。

⑥事例Cの分析

　適応水準の低下が，①発達障害など知的機能の偏りによる可能性，②精神病の発症または発症前の可能性，③パーソナリティに偏りがある可能性など，さまざまな可能性が想定されるため，テストバッテリーは表3の心理検査の3つの区分からそれぞれ1つ以上の検査が選択された。

(2) アセスメントの実際

　精神医療の現場では，医師からの依頼で心理検査を担当するのは臨床心理士であることが多い。また作業療法士や言語聴覚士も知能検査や認知機能検査を実施する。

　心理検査を実施する際には，依頼目的を把握し，目的に応じたテストバッテリーを組み，各検査の情報をまとめることで患者の特性や病態水準，適応水準，行動パターン，家庭や社会環境とのかかわり方などをアセスメントしていく[16]。検査時には，患者への精神的・身体的な負担がかかりすぎないよう時間配分にも気を配る。どんなに長くても1回の検査で2時間を超過しないように心がけるが，患者側の状態によっては途中で休憩したり，

検査を延期したり，場合によっては中止することもある。

そのようなすべての状況を含めて心理検査の資料とする。もちろん，心理検査報告書には医師の診察記録や看護師をはじめとするメディカルスタッフの行動観察記録から窺える患者の臨床像と検査所見との一致・不一致といった情報も検討され盛り込まれる[17]。

5. 心理検査

日本ではどんな心理検査がよく使われているかを表4に示した。順位の変動はあるが，頻繁に使われている検査は時代が変わっても大きく変わらないことがわかる。これらの他に精神医療でよく使われている検査を加えて，それぞれの特徴を記述する。心理検査には1つ1つに背景となる理論があるが，詳細な内容は手引書や解説書を参照されたい。

1）知能検査

知能検査とは，知能を測定するための検査である。

▼表4　心理検査の使用頻度[18] [19]

調査年度	2010年病院における利用頻度順位		2004年	1997年	1986年
心理検査名	順位	利用頻度	順位	順位	順位
バウムテスト	1	76.50%	1	1	3
WAIS(Wechsler Adult Intelligence Scale)	2	76.10%	5	7	4
ロールシャッハ法	3	69.60%	3	2	1
SCT(Sentence Completion Test)	4	67.90%	2	3	2
WISC(Wechsler Intelligence Scale for Children)	5	57.00%	7	8	7
TEG東大式エゴグラム	6	53.20%	4	−	−
HDS長谷川式認知症スケール	7	52.30%	−	−	−
MMSE(Mini-Mental Status Examination)	8	45.40%	−	−	−
P-Fスタディ	9	41.60%	12	9	9
SDS(Self-rating Depression Scale)	10	41.40%	−	−	−
HTP(House Tree Person)	11	40.70%	5	5	8
ビネー式知能検査	12	39.60%	10	6	5
Y-G矢田部ギルフォード性格検査	13	36.00%	9	4	6
風景構成法	14	34.80%	8	13	−
MMPI(Minnesota Multiphasic Personality Inventory)	15	25.40%	−	−	−

(1) ビネー式知能検査（田中ビネー知能検査V，全訂版田中ビネー知能検査，鈴木ビネー式知能検査）

　ビネー（Binet,A）は知能を「個々の能力の寄せ集めではなくて，1つの統一体として存在するもの」と考えていた[20]。そうした背景から知能指数（IQ：Intelligence Quotient）は精神年齢（MA：Mental Age）÷生活年齢（CA：Chronological Age）×100で算出される。適用年齢2歳から。

(2) ウェクスラー式知能検査（WAIS-Ⅳ，WAIS-Ⅲ，WAIS-R，WISC-Ⅴ，WISC-Ⅲ，WISC-R，WPPSI，WPPSI-Ⅲ）

　ウェクスラー（Wechsler,D）は知能を「目的的に行動し，合理的に思考し，効率的に環境を扱う総合的，全体的な能力」と定義した[21]。偏差知能指数を用いており，一定の集団における相対的位置を予想できるほか，さまざまな下位検査で個別に知的機能の特徴をとらえることができる。改訂を重ねており，日本における最新版は日本版WAIS-Ⅳ（2018年，適用年齢16歳～90歳），日本版WISC-Ⅴ（2023年，適用年齢5歳～16歳），WIPPSI-Ⅲ（2017年，適用年齢。2歳6か月～7歳3か月）である。

(3) グッドイナフ人物画知能検査

　人物画を通して知的水準を把握する。適用年齢は3歳～10歳である。

2) 人格検査

(1) 質問紙検査法

　設定された質問項目に対して，「はい」「いいえ」で回答する検査である。

- SCT：語句や短文をつなげて完成させた文章から人格傾向を把握する。
- TEG（新版TEG3）：53項目の質問から人格傾向を把握する。
- P-Fスタディ：欲求不満場面の絵画を用いて人格傾向を把握する。
- Y-G矢田部ギルフォード性格検査：120項目の質問から人格傾向を把握する。
- MMPI：体の状態・習慣・趣味など550項目の質問から人格傾向を把握する。

(2) 投映法

　あいまいで，さまざまなとらえ方のできる刺激を用いて，心の動きや心の世界を推察する検査である。

- ロールシャッハ法：偶然にできたインクのシミが何に見えるかを尋ね，自由な反応から人格傾向を把握する。
- 描画法（バウムテスト・HTP・風景構成法）：描画を通して人格傾向を把

握する。

(3) 作業検査法

　一定の作業を実施し，その内容を通してパーソナリティを推測する検査。

- 内田クレペリン精神作業検査：隣り合った数字を足していき，作業量の変化から人格傾向を把握する。

3) 認知機能検査

- 日本版ウェクスラー記憶検査（日本版WMS-R）：記憶の諸側面を包括して評価する。適用年齢は，16歳〜74歳である。ベントン視覚記銘検査：一定時間で図形を記銘し，描画してもらう。日本版コグニスタット検査：認知機能を多面的に評価する。適用年齢20歳〜87歳である。

（千葉ちよ）

6. 認知行動療法

1) CBTを使った治療とは

　精神医療において，薬物療法とともに心理社会的治療の果たす役割は大きい。本稿では，うつ病だけでなく，不安障害や睡眠障害，統合失調症など，多くの精神疾患でその効果が実証されている認知行動療法（Cognitive Behavioral Therapy：CBT）について述べる[22]。

　CBTとは，認知的技法と行動的技法を用いて，出来事に対する患者の非適応的な認知（物事のとらえ方や考え方）に働きかけて認知のバランスをとることや，適応的な行動の学習を手助けすることによって，セルフコントロールの獲得を目指す精神療法の総称である。

(1) CBTの理論・モデル

　CBTでは，感情・行動は出来事によって直接生じるのではなく，その出来事をどう解釈するかという認知に影響して生じるという「認知理論」と問題行動は，適応的な行動と同様に，いずれも学習によって形成されたものであるとし，人間の行動を刺激と反応の関係でとらえる「行動理論」を前提にしている。これらの理論をもとにしたいくつかのモデルがあり，CBTでは患者の状態や理解に合わせてモデルを選択し，患者とともにモデルを共有しながら進めていく。

　認知理論をもとにした認知モデル（図3）では，認知には表層の自動思考（自然に頭に浮かんでくる考え），深層のスキーマ（心のクセ，人生観や人間

観，価値観）の2つのレベルがあり，自動思考はスキーマの影響を受けると
いう理解をしている。

　行動理論をもとにした行動モデル（図4）では，先行刺激（Antecedent：
行動の前のきっかけ），行動（Behavior：行為や発言），結果（Consequence：
行動の後に生じること）という理解をしている。いずれのモデルにおいて
も，ある特定の認知や行動の存在が問題であるととらえるのではなく，そ
の人が生活している環境と，認知，感情，行動，身体反応の相互作用のも

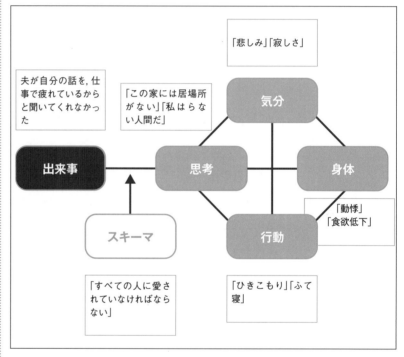

▲ 図3　認知モデル

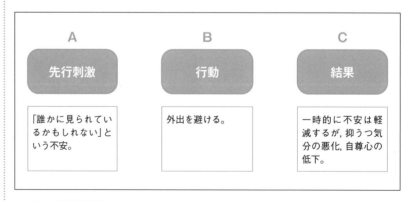

▲ 図4　行動モデル

とに，結果的に問題を引き起こしていると考えることを重視している。

(2) CBT の全体構造

• 問診

現症，現病歴，生活歴，現在の問題点，患者の認識・対処行動などの把握を行う。

• 事例の概念化（case formulation）

精神科的診断，病状の経過とその持続・活性要因，長所・強み，認知・行動パターンなどを把握し，問題点を絞り込み，作業仮説（ストーリー）にまとめ，方針をたてる。すべての症状に対してCBTが効果的であるわけではないため，薬物調整や環境調整の必要性やCBTのターゲットを決めることも忘れてはならない。

• CBT の導入（socialization）

認知理論・行動理論の説明を行い，認知モデルや行動モデルなどに患者の実体験を当てはめていく作業を患者とともに行う。

• 技法

問診，事例の概念化，CBTの導入を通して，認知の偏りが明らかな場合にはコラム表（表5）を用いた認知再構成法，活動の減少による悪循環がある場合には行動活性化，問題解決スキルが不足している場合には問題解決技法，身体反応が問題を維持している場合にはリラクセーション，人間関係においてうまく主張ができない場合にはアサーションなど，技法の選択・組み合わせを行う。コラム表（表5）は，不快な感情が起きたとき，望ましい行動が取れなかったときなどに患者が書き込んでいって考えを整理する[23]ための代表的なツールである。

実際の臨床では面接形式だけでなく，面接枠などは設けず，日常の看護のなかでのかかわりのなかにCBTの考え方や技法を組み入れていく方法[24]や集団で行う方法もある。どの形式においても，治療者と患者が一緒に作り上げた仮説を「科学者」のように検証していく協同的経験主義と呼ばれる関係と，質問に答えながら患者が自ら悪循環や問題解決に気付くソクラテス式問答と呼ばれる対話法を重視している。たとえば，何かと比べる（以前と比べてどこがどのように違うのでしょうか？），そのときに感じたこと，考えたことを聞く（そのとき，どんなことが頭に浮かんだのですか？）などである[25]。

（坂本岳之）

▼ 表5　認知再構成法に用いるコラム表記入例

〈出来事〉 ・いつのことか？ ・どこにいたのか？ ・誰と一緒にいたのか？ ・何をしていたのか？	仕事のわからない部分を上司に質問した際に，目を合わせず早口でAさんに聞いてくれと言われた。
〈気分〉 ・気分を一言で ・気分の度合いを0〜100%の数字で表す	悲しみ　80% 絶望感　80%
〈自動思考〉 ・そのときに頭に浮かんでいたことは？ ・そのときに頭に浮かんでいたイメージや記憶は？	上司にとって私は手のかかる存在に違いない。上司は私の能力のなさにあきれて，見捨てた。
〈根拠〉 ・事実を確かめて，客観的に考える「そう考える理由（根拠）は？」・自動思考を裏付ける根拠となる事実を書く	上司は早口で，目を合わせなかった。上司に質問したが，上司は答えてくれなかった。私は今回の仕事を理解できていない部分がいくつもある。
〈反証〉 ・自動思考と矛盾する事実を書き出す ・見逃していることはない？	上司は忙しいときは誰に対しても早口な口調で話す。Aさんは以前に今回の仕事を行っており，上司より詳しい。この後も上司から仕事を頼まれ，分からないところがあればいつでも質問をしろと言われた。
〈適応的思考〉 ・根拠と反証を"しかし"でつなぐ ・第三者の視点から「他の人にアドバイスするとしたら？」 ・経験を踏まえて「以前の経験から学んで役に立ちそうなことは？」	上司は早口であり，質問に答えなかった。しかし，忙しいときは誰に対してもそうであり，紹介してくれた人は適切であった。確かに私は今回の仕事でわからない部分はいくつもある。しかし，このあとも仕事を頼まれ，質問もしろと言っている。こう考えると，上司は多少迷惑と感じられたかもしれないが，見捨てられたとは断定できない。
〈今の気分〉 ・「気分」のあとに書いた気分について，改めて評価する。	悲しみ50% 絶望感10%

7.　作業療法（Occupational Therapy：OT）

1）作業療法とは

　病気によって心身に障害をもった人の多くは，価値観の変容を求められる。たとえ病気に対して手厚い医療が提供されたとしても，病前と同様の生活を送ることができず，さらにその現実を受け入れることができなければ，障害をもつ人は自分の問題が解決したと感じることはないだろう。今でこそ，患者を一人の人として尊重して対応することはごく当然のこととされているが，「作業（Occupation）」を治療の手段として利用してきた作業療法士は，古くから，患者が自己効力感を得られること，生活に価値をおくこと，主体的であることなどに着目していた。作業療法は病気の症状に対する直接的なアプローチであると同時に，障害をもつ人の生活の質

(Quality of Life：QOL) を見据えた医学の補完的な役割も担っている。

WFOT (World Federation of Occupational Therapists：世界作業療法士連盟) の声明文 (2012年) では作業療法を表6のように説明している。

2) 作業療法士が用いる「作業」

精神科治療は過去には長期入院が主流であり，作業療法においても退院促進に向けた取り組みというよりは，病状の安定や規則正しい生活リズムの獲得を目標に作業が提供されていた。当時の主な作業は手工芸，陶芸，農作業あるいは内職的作業であった。しかし，近年，入院期間の短期化が進み，作業療法の内容は変化しつつある。画一的な集団による作業から個人を対象としたものに変わり，早期退院に向けて必要な生活技能の習得やその評価の重要性が増している。

作業療法士の専門性は，多職種アプローチで学習したことをより実生活に近い擬似的作業場面で再体験させることであり，主体的な生活の獲得を促すことといえる。「作業」という言葉が示す内容も，以前は「ものづくり」というニュアンスが強かったが，現在では「社会生活」「身辺処理」「余暇・休息」「仕事・家事」など広い意味をもち，暮らしのなかで必要とされるすべての活動を「作業」として用いている。

3) 作業療法の目的

作業療法の対象となる疾患は，身体障害，精神障害，老年期障害，発達障害など，あらゆる分野に及ぶ。ここでは精神障害における作業療法の目的を回復段階ごとに示す (表7)。

4) 入院治療における作業療法の実際

入院後，薬物療法により当該患者の精神症状が落ち着き，多職種カンファレンスで自傷や他害行為，離院などのリスクが低いと判断されると作業療法参加が決定する。

▼ 表6　WFOT声明文

作業療法士は，作業を通して健康と幸福を促進するクライエント中心の医療従事者である。作業療法の主な目標は，日々の暮らしの活動に，人々を参加させることである。作業療法士はこのような結果を達成するために，人々や地域と連携し，彼らがしたいこと，必要としていること，おこなうことを期待されている作業に取り組むための能力を向上させたり，彼らの作業への取り組みをより良く支援するために作業や環境を改善する (WFOT, 2012)。

　作業療法開始当初は，塗り絵やペン習字など思考力をあまり必要としな
い作業種目を導入することで疲労に配慮するとともに，はさみや刃物など
危険な道具を使用しない作業種目を導入することで安全性を確保しつつ，
達成感や安心感を得られるようかかわっていく。作業場面の様子から内在
する精神症状によるリスクや作業遂行能力を評価し，作業に伴う負荷を増
やしても病状に影響がないと判断すると，革細工や籠づくり，刺繍など複
雑で工程のある作業種目を導入していく。これらの作業の様子から作業療
法士は単身生活やグループホームといった退院先に必要な生活能力を有し
ているかを判断し，また退院後の日中の過ごし方としてデイケアや作業所
への通所，就労などの適応についても評価し，他職種へ情報提供をおこな
っている。

5) デイケアにおける作業療法士の役割

　入院治療が終了し地域生活を送る過程で患者は生活環境の変化や新たな
人間関係の構築といった大きなストレス要因が生じる。デイケアは安心し
て地域移行ができるよう援助することで，精神疾患の再発予防や再入院防
止を目的とし，また，作業所や就職あるいは就学など地域定着へ向けての
支援も行っている。

　作業療法士は，手工芸などの個別的なプログラムから徐々に集団でのプ
ログラムへの移行を促すことで対人交流技能の向上を図ると同時に，それ
ぞれの利用者の課題に合わせて他職種と共同で学習系のプログラムなども
展開していく。具体的には，スポーツ，行事の企画・運営，心理教育，SST
（ソーシャルスキルトレーニング），認知行動療法，社会復帰プログラムな
どが挙げられる。また，就労に向けてパソコンやプレゼンテーションの練

▼表7　作業療法の目的と回復段階

回復段階	作業療法目的
急性期	幻覚・妄想などの症状から離れ，現実的な感覚を得る。健康的な身体感覚を回復する。安心感を得る。休息を取る。可能な範囲で欲求を満たし，ストレス発散をする。自分の状態の把握と病気や体力の回復ペースを感じる。
回復期	活動への定期的な参加により生活リズムを身につける。成功体験を積み重ね自信をつける。他者とかかわることでコミュニケーション能力を高める。集中力・持続性の向上，体力向上。生活技術の獲得，生活能力の自己認識を促す。
社会復帰期	病気や症状の管理と問題行動を防ぐ技能の獲得。地域社会生活能力の獲得。退院後の生活環境への適応を促進する。余暇，ピアサポートなどの自立機能の獲得。基本的な職業関連能力の獲得。

習なども必要に応じて導入している。

　デイケアのプログラムは多職種共同で運営されているため職種ごとの専門性は見えづらくなる。個々の利用者の作業遂行能力やコミュニケーション能力，認知機能，身体機能などを総合的に評価し，利用者ごとに適切なプログラムへの参加を促し目標設定をおこなう際に，作業療法士の専門性が活かされている。

6) 看護師との連携

　作業療法士は生活技能の習得や患者の主体的な生活の獲得を重要視しており，看護師と役割が重なる部分が多い。作業場面とは異なる病棟での過ごし方や身辺処理の様子など，看護師との情報交換は非常に有用である。よって可能な限り作業療法プログラムに看護師が一緒に参加することが望ましく，プログラム終了後の振り返りで情報共有を行い，患者が得意とすること，苦手なこと，患者への効果的な介入方法などを互いに確認することが重要である。一方で，退院後の生活におけるストレス対処法を学習するために，作業療法士は患者の行動範囲の拡大やストレスフルな環境をプログラムに取り入れることもあり，患者の安全管理を行ったり症状悪化を未然に防ごうとしたりする看護師と，意見が対立することもある。個々の患者に対して，作業療法士がどのような目的をもって「作業」を提供しているのかを理解することが，連携を行っていくうえでの前提になると考えられる。

　作業療法士と看護師には，定期的なカンファレンスの機会を設け，率直な情報交換を行いつつも専門職としてのそれぞれの背景を理解しようとする姿勢が求められる。そのような取り組みにより，患者の治療課題を共有し治療課題へ向けてそれぞれの職種が役割分担を行うことで，治療の質の向上や早期退院の実現が期待できる。

（浜谷剛大）

8. 修正型電気けいれん療法

1) 概要

　電気けいれん療法（Electro Convulsive Therapy：ECT）とは，頭部に電気を流し発作性放電を発生させ「けいれん」を起こすことで，脳の機能を改善する治療法で，1938年にツェルレッティ（Cerletti,Ugo）とビニ（Bini,Lucio）

によって開発された。今日の標準的な治療は，麻酔科医による全身麻酔管理の下，筋弛緩薬を併用し，けいれんの発生を阻止して行う，修正型電気けいれん療法（modified Electroconvulsive Therapy：m-ECT）が主流になってきている。また，サイン波治療器に比べて2002年に認可されたパルス波治療器は副作用が少なく，普及が進んでいる。電気けいれん療法がどのように作用し，効果が得られるのか解明されていないが，効果があることは多くの研究によって明らかにされている。

2) 適応と禁忌

適応となる主要な疾患は，うつ病の昏迷状態，抗うつ薬が無効なうつ病，重症の躁病，興奮や昏迷が著明な緊張型の統合失調症などである。その他の適応は下記のとおりである。迅速に症状改善が必要な場合（自殺の危険性が高い，拒食や低栄養）薬物療法で十分な症状の改善がみられない副作用が強く出現し，薬の調整が難しい以前に電気けいれん療法で効果があった他の治療方法よりも高い安全性が必要（高齢者や妊娠中など）禁忌となる疾患は急性期の脳血管障害や重篤な心疾患である。

3) 危険性と副作用

修正型電気けいれん療法は全身麻酔を行う治療の中でも最も安全な治療法の一つといわれ，死亡例は8万治療回数に対して1回以下といわれている。

全身麻酔に関連する副作用として，麻酔薬や筋弛緩薬による循環器系（血圧低下）と呼吸器系（呼吸抑制）が考えられる。また，治療に関連するものとして，通電後の一時的な血圧低下や徐脈，けいれん発作による血圧上昇，頻脈，不整脈，発作後の徐脈がある。麻酔からの覚醒時に，せん妄やもうろう状態が出現する場合があるが，多くは数分から数時間で消失する。最も問題になる副作用は記憶障害で，治療前の出来事に関する健忘（逆向性健忘）は，時間と共に徐々に回復する。また，サイン波に比べてパルス波は記憶障害が少ない。その他，頭痛や吐き気，筋肉痛などがある。双極性障害の患者では脱抑制や躁転が出現することがある。

4) 実施方法

通常は週に2〜3回，合計6〜12回程度の治療を行い，治療効果は2〜3回で現れる。全身麻酔をかけるため，事前に血液検査，心電図，X線検査，

頭部CT検査などを行う。また，抗けいれん作用のある薬剤は効果を減退するため，通常は数日前から減量もしくは中止する。当日は手術室かそれに準ずる呼吸や麻酔管理のできる設備の整った処置室で実施する。

(1) 治療室入室前

- 嘔吐による窒息や誤嚥防止のため実施前6〜8時間は絶飲食とする。
- 血糖降下薬や降圧薬などを服用している場合は医師に確認する。
- バイタルサインを測定し，装着物（義歯やコンタクトレンズや湿布など）を外し，術衣に着替える。
- 排泄誘導後，静脈ラインを確保し点滴を開始し，ストレッチャーに乗り，治療室へ移動する。

(2) 治療室

- 治療が終了したことを伝え，不安軽減を図り，ストレッチャーで病棟に戻るので，安静にするように説明する。

(3) 帰棟後

- 病室に戻ってきたことを伝え，ストレッチャーからベッドに移乗する際は，転落に注意する。
- 体温，血圧，脈拍数，血中酸素飽和度などのバイタルサインを継続的に測定しながら，輸液や酸素を管理する。
- 意識状態を確認しながら，刺激の少ない環境を整え，十分に覚醒するまで側にいる。
- 1時間程度横になり，覚醒状態を確認したのち，少量の水を飲み嚥下状態を確認し，食事や服薬の援助を行う。

5) 修正型電気けいれん療法を受ける患者の看護と注意点

- インフォームド・コンセントを行う際は同席し，患者や家族が治療内容や手順，副作用について理解できるように努める。
- 患者や家族が治療の効果や副作用等について理解できているか確認し，理解度や状況に応じて疑問が解決できるように調整を行う。
- 治療に対する不安がある場合は訴えを傾聴し，不安感が軽減できるように援助する。
- 全身麻酔下で行う治療のため，麻酔下の治療について不安を覚える患者もいる。治療中の様子などを伝え，安心感を与えるような声かけを行う。
- 修正型電気けいれん療法は非常に効果のある治療法であるが，何もかも

が良くなるというわけではなく，継続的な治療や療養，日常生活について患者と共に考えていくことが必要である。

- 治療の直接的な効果はもちろんだが，側にいることや見守ることも治療の重要な要素である。

- いろいろな薬物療法を行ったが，病状が良くならないために，修正型電気けいれん療法を希望する患者もいる。しかし，すべての患者で期待どおりの効果が得られない場合もあることを踏まえておく。

- 効果的な治療法であるが，時間の経過とともに効果が薄れる場合があり，維持的な電気けいれん療法も行われている。

（田中留伊）

引用・参考文献
1）樋山光教（野末聖香編）：一般科患者の精神的問題と治療 リエゾン精神看護．医歯薬出版, 28-53, 2004.
2）白波瀬丈一郎：無知の知，臨床実践におけるその重要性．精神神経学雑誌, 116, 9, 758-763, 2014.
3）土居建郎：新訂 方法としての面接 臨床家のために．医学書院, 36, 49-62, 1996.
4）高橋三郎，大野裕監訳：DSM-5 精神疾患の診断・統計マニュアル．医学書院, 160-161, 2014.
5）高橋三郎，大野裕，染谷俊幸訳：DSM-Ⅳ-TR 精神疾患の診断・統計マニュアル新訂版．医学書院, 2004.
6）融道男，中根允文，小見山実監訳：ICD-10 精神および行動の障害 臨床記述と診断ガイドライン．医学書院, 1993.
7）宮岡等：精神症状から診断・治療へ．日本医師会雑誌 特別号6月15日 精神障害の臨床. 131, 12, 48-50, 2004.
8）宮岡等：内科医のための精神症状の見方と対応．医学書院, 83-92, 1995.
9）原田憲一：意識障害を診わける．診療新社, 46, 1986,
10）濱田秀伯：精神症候学第2版．弘文堂, 350, 265-266, 2009.
11）高橋三郎，大野裕，染矢俊幸：鼎談 DSMと精神科臨床 DSM-Ⅲがもたらしたもの, DSM-5がめざすもの．週刊医学界新聞, 第3082号. 1-3, 2014.
12）馬場禮子：改訂版臨床心理学概説 5臨床心理アセスメント（1）総論．日本放送出版協会, 55-66, 2003.
13）西川泰夫，高砂美樹，西川泰夫：森田正馬，中村古峡，寺田精一，内田勇三郎：異常・変態・犯罪への取り組み．心理学史．日本放送出版協会, 115-129, 2005.
14）James M. Wood, Scott O. Lilienfeld, M. Teresa Nezworski, Howard N. Garb,宮崎謙一訳：ロールシャッハテストはまちがっている 科学からの異議．北大路書房, 2006.
15）村上宣寛：心理テストはウソでした 受けたみんなが馬鹿を見た．日経BP社, 2005.
16）深津千賀子：精神医学的診断過程における検査情報の統合 1心理検査の役割．改訂新版 心の臨床家のための精神医学ハンドブック, 創元社, 417-431, 2004.
17）篠竹利和，津川律子，篠竹利和：検査実施法「熟知」への第一歩 WAIS-Ⅲを例として．シナリオで学ぶ医療現場の臨床心理検査, 誠信書房, 102-129, 2010.
18）小川俊樹，福森崇貴，角田陽子：心理臨床の場における心理検査の使用頻度について．日本心理臨床学会 第24回大会発表論文集, 263, 2005.

19) 小川俊樹, 岩佐和典, 李貞美, 今野仁博, 大久保智紗：心理臨床に必要な心理査定教育に関する研究 研究助成報告書. 13, 2011.

20) 田中教育研究所編：田中ビネー知能検査法（1987年全訂版）, 田研出版株式会社, 1987.

21) Wechsler, D：The Measurement and Appraisal of Adult Intelligence. Willams & Wilkins, 7, 1958.

22) Nathan P., Gorman J.M：A guide to treatment that work（second edition）.Oxford University Press, England, 2007.

23) 大野裕：認知療法・認知行動療法 治療者用マニュアルガイド. 星和書店, 69-70, 2010.

24) 岡田佳詠：進め方と方法がはっきりわかる看護のための認知行動療法. 医学書院, 39-40, 2011,

25) 堀越勝, 野村俊明：精神療法の基本 指示から認知行動療法まで. 医学書院, 53-55, 2012.

26) 本橋伸高：ECTマニュアル 科学的精神医学をめざして. 医学書院, 2000.

27) 萱間真美, 野田文隆編：精神看護学 こころ・からだ・かかわりのプラクティス, 南山堂, 226-232, 2010.

7 精神医療で 活用されている薬物の理解

　患者のいちばん身近な存在として働く看護職にとって，患者がどのような薬物療法を行っていて，その薬物療法がどのように機能をしているかを把握し，調整が必要か否かを判断したうえで，医師と検討していくことは大切なことである。個々の患者にとって，生活の質をよりよく向上させるためにはどのような薬物療法を行うことが適切であるか，精神医療で活用されている薬物を理解することで，よりよい看護へとつなげていけると考える。

1. 抗精神病薬

　統合失調症の症状はドパミンの過剰分泌によるものと考えられ，現在，治療に用いられている抗精神病薬は，ドパミンを抑えるように，ドパミンD_2受容体遮断作用を有している。D_2受容体を遮断することにより，抗精神病作用，EPS（extrapyramidal symptom：錐体外路症状：パーキンソン様症状，アカシジア，ジストニア，長期投与による遅発性ジスキネジア），高プロラクチン血症（女性化乳房，乳汁漏出，無月経，多毛など）が生じる。

　ドパミン神経の経路としては，大脳辺縁系，大脳皮質系，黒質線条体系，隆起漏斗下垂体系の4つがある（図1）。統合失調症は，大脳辺縁系でドパミンが過剰となることで，陽性症状が出現し，大脳皮質系でドパミンが減少することで，陰性症状が出現する。ドパミンを遮断する抗精神病薬を使用することで陽性症状を改善させることができるが，大脳辺縁系以外の3つのドパミン経路においても，受容体を遮断してしまうため，大脳皮質系では陰性症状が悪化し，運動機能に関与している黒質線条体系ではEPSが出現し，ホルモンの分泌に関与する隆起漏斗下垂体系ではプロラクチンが高値となる。

1) 定型抗精神病薬（第一世代）

　強力なドパミンD_2受容体遮断作用を持つ（表1）。陽性症状を抑えるには有効だが，大脳辺縁系だけでなく，他のドパミン経路も遮断するため，副作用が生じやすい。D_2遮断強度はブチロフェノン系がもっとも強い。しか

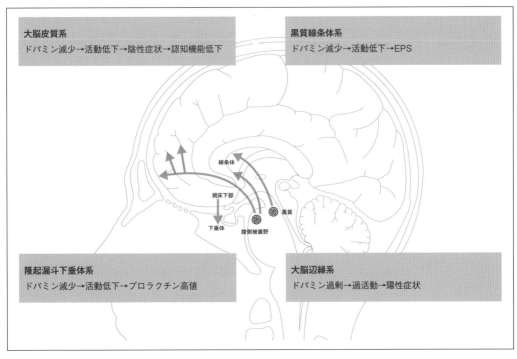

大脳皮質系
ドパミン減少→活動低下→陰性症状→認知機能低下

黒質線条体系
ドパミン減少→活動低下→EPS

線条体

視床下部

下垂体 腹側被蓋野 黒質

隆起漏斗下垂体系
ドパミン減少→活動低下→プロラクチン高値

大脳辺縁系
ドパミン過剰→過活動→陽性症状

▲ 図1　ドパミン神経系

▼ 表1　定型抗精神病薬

分類	一般名	主な商品名	特徴
フェノチアジン系	クロルプロマジン塩酸塩	コントミン ウィンタミン	抗コリン作用（口渇・便秘・尿閉）や抗アドレナリンα_1作用（起立性低血圧・鎮静・射精障害・めまい）を認める。鎮静作用と睡眠作用が強い。
	レボメプロマジンマレイン酸塩	レボトミン ヒルナミン	
	ペルフェナジンマレイン酸塩	ピーゼットシー	
ブチロフェロン系	ハロペリドール	セレネース	幻覚・妄想に対する作用が強く，鎮静作用が弱い。抗コリン作用は弱いがEPSやプロラクチン上昇作用が強い。
ベンザミド系	スルピリド	ドグマチール	D_2受容体のみを遮断する（統合失調症に用いる場合は300〜1200mg／日），抗うつ作用の機序は明確にはされていないが，軽症例で効果があるとされている（150〜300mg／日）。低用量（150mg／日以下）では末梢で消化管に作用し，血流を促進することから胃粘膜保護を示し，食欲が増進する。

し，副作用であるEPSが発現することが多いため，服薬を自己中断する場合もある。そのため処方されたとおりに薬を服用しているのか確認することが必要となる。鎮静作用は，ブチロフェノン系よりフェノチアジン系の方が強い。

・副作用

陰性症状悪化，認知機能の障害，EPS，高プロラクチン血症などがある。急激なドパミン量の変化により，悪性症候群，麻痺性イレウス，心室細動など重大な副作用が生じる場合がある。

2) 非定型抗精神病薬 (第二世代：表2〜4)

非定型抗精神病薬は，ドパミンD_2受容体遮断作用が定型抗精神病薬よりも弱い。大脳辺縁系以外の3つのドパミン経路において，定型抗精神病薬に比べてドパミン遮断作用が少ないため（大脳辺縁系以外で，ドパミンの放出を抑制する働きのあるセロトニン〈5-hydroxytryptamine：5-HT〉を抑制することにより，ドパミンを増加させるため），陰性症状に対する効果があり，EPSや高プロラクチン血症などの副作用が発現しにくい。

(1) セロトニン・ドパミン遮断薬 (serotonin-dopamine antagonist：SDA)

ドパミンD_2受容体遮断作用と5-HT（セロトニン）$_{2A}$受容体遮断作用をもっている。抗精神病薬は，D_2受容体占有率65％以上で十分な効果が得られるが，占有率が高すぎると副作用を引き起こすため，EPSの発現を抑えつつ，抗精神病薬効果を期待できるD_2受容体占有率65％程度がよいとされている。SDA（表2）はこの調整が行いやすいことが特徴。

・副作用

不眠，眠気，便秘，EPSを発現しやすいが，定型抗精神病薬に比べ，その頻度は低く，安全性は高くなっている。EPSの中ではアカシジアの頻度が高い。他の非定型抗精神病薬と比べると高プロラクチン血症が発現しやすい。

(2) 多元受容体作用抗精神病薬 (multi-acting receptor targeted antipsychotics：MARTA)

多元受容体作用抗精神病薬は，D_2受容体【抗精神病作用・EPS・高プロラクチン血症】や$5-HT_{1A}$【抗不安作用・EPSの軽減】，$5-HT_{2A}$【睡眠の質の改善・情動の安定・EPSの改善】，$5-HT_{2C}$【食欲亢進・肥満】受容体だけでなく，ドパミンD_1, D_3, D_4，ヒスタミンH_1【体重増加・眠気・過鎮静】，ムスカリンM_1【便秘・口喝・認知障害】，アドレナリンα_1【起立性低血圧・過鎮静】・

▼ 表2　セロトニン・ドパミン遮断薬（serotonin-dopamine antagonist：SDA）

一般名	主な商品名	特徴
ルテンドン	ラツーダ	陽性症状に効きながら，併せて，興奮，不安／抑うつといった症状までカバーできる。統合失調症と双極性障害のうつ状態に適応がある。食事での影響を受けやすいため，食後服用する。
リスペリドン	リスパダール	6mg/日以上では他の非定型抗精神病薬と比較してEPSや高プロラクチン血症が発現しやすい。体重増加や脂質代謝異常の発現は少ない。
ペロスピロン塩酸塩水和物	ルーラン	5-HT1$_A$受容体部分作動作用により抗不安・抗うつ効果がある。ドパミンD$_2$受容体遮断作用が弱い為，抗幻覚・妄想，鎮静作用が弱く，治療では維持期で使用されることが多い。
ブロナンセリン	ロナセン	D$_2$受容体遮断作用は非定型抗精神病薬の中で最も強い。D$_3$受容体遮断作用（ドパミン分泌を高める。認知・陰性症状改善。）も併せ持っているため，副作用がある程度軽減できている。
パリペリドン	インヴェガ	肝臓のチトクロームP450系代謝酵素（CYP）の影響が少なく，6割が未変化体で腎から排出されるため，薬剤との相互作用が問題となりにくい。

▼ 表3　多元受容体作用抗精神病薬（multi-acting receptor targeted antipsychotics：MARTA）

一般名	主な商品名	特徴
オランザピン	ジプレキサ	体重増加・糖代謝異常・高脂血症。CYP 1 A2で代謝されるため，CYP 1 A2を誘導するタバコを吸うと効きが悪くなる。糖尿病は禁忌。
クロザピン	フマル酸塩セロクエル	ドパミンD$_2$受容体の結合能力が比較的弱く，一度結合しても離れやすい。陽性症状に対する効果はオランザピンよりもわずかに弱いが，EPSや，高プロラクチン血症などの副作用は起こりづらい。糖尿病は禁忌。
オランザピン	クロザリル	D$_2$受容体の遮断作用が極めて弱いため，EPSがほとんど起きない。クロザリル患者モニタリングサービスに登録した医師，薬剤師，医療機関でなければ処方できない。投与対象は治療抵抗性統合失調症（反応不良統合失調症と耐容性不良統合失調症）のみ。
アセナピンマレイン酸塩	シクレスト	舌下錠のため，体内への吸収が早いが，初回通過効果が大きいため，飲み込まず10分間飲水，飲食を避ける。α_1やH$_1$にも作用する為，鎮静作用がある。MARTAの中では代謝系の副作用（体重増加や高血糖）が緩和されているがEPSは高め。M$_1$へ作用しないため，便秘や口喝は少ない。

α_2などの受容体に作用する。複数の受容体に結合して作用している。【　】は作用する受容体と効果・副作用 (表3)。

(3) 部分作動薬　（Partial agonist：パーシャル・アゴニスト：表4）

3) 肝臓のチトクローム P450 系代謝酵素とは

　薬物を代謝する酵素の代表が，肝臓のチトクローム P450 系代謝酵素（CYP）です。同じ酵素をもつものを服用した場合，代謝酵素阻害作用により，血中濃度を上昇させます。逆に，代謝酵素誘導薬を服用した場合，血中濃度を低下させます。抗精神病薬，抗うつ薬は主として CYP2D6 で代謝されます。CYP2D6 は欧米人に代謝欠損者（Poor Metabolizer：PM）が多く，PM はその代謝酵素をもつ薬剤の作用が増強します。人種により薬物使用量が異なることがあるのはこのためです。

▼ 表4　①DSS（ドパミン・システム・スタビライザー）／②SDAM（セロトニン・ドパミン・アクティビティ・モジュレーター：セロトニンとドパミンの量を適切に調節している）

一般名	商品名	特徴
①アリピプラゾール	エビリファイ	過剰なドパミンは抑える．ドパミンが不足している場合は補う．ドパミンを抑えすぎないため副作用は軽減される．副作用でもっとも多いのはアカシジアである．
②レキサルティ	ブレクスピプラゾール	ドパミンとセロトニンに作用するため，陽性症状を抑えることに加え，抗うつ効果もある．

2. 抗うつ薬

抗うつ薬の作用機序は大きく分けて以下の2つである（図2）。

- 回収にかかわる輸送体（トランスポーター）を阻害してモノアミンの再取り込みを阻害する働きをもつもの（再取り込み阻害）。
- α_2受容体（モノアミンの放出抑制）を阻害して，モノアミンの放出抑制を解除して，放出を増大させる働きをもつもの（自己受容体遮断）。

1）三環系抗うつ薬（tricyclic antidepressants：TCA）

　三環系抗うつ薬は，もっとも古くから使用されているもので，EBM（根拠に基づく医療：evidence-based medicine）は充実している。化学構造式に三環構造（イミノベンジル環）を有することからこう呼ばれる。うつ病はノルアドレナリン（noradrenaline：NA）と5-HTの量が少なくなっていると考えられており，三環系抗うつ薬は，NAと5-HTの再取り込みを抑制することにより，シナプス間隙でのモノアミン濃度（NA，5-HT）を増加させ，神経

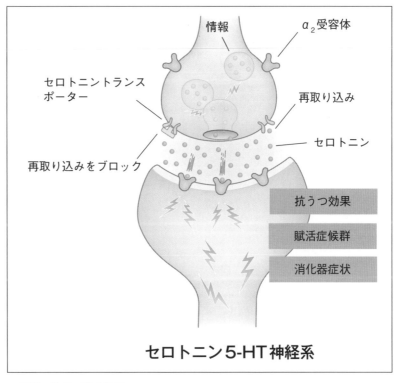

▲ 図2　抗うつ薬の作用

伝達を活発にすることで，抗うつ作用を示していると考えられている。三環系抗うつ薬は効果が強いが，各種受容体に対しても作用してしまうため副作用も強く出てしまう（表5）。

2) 四環系抗うつ薬 (tetracyclic antidepressant)

　四環系抗うつ薬は，三環系抗うつ薬と比べると抗コリン作用が比較的少ない。三環系抗うつ薬より軽症例への使用が推奨されている。高齢者にも使用しやすいが，抗ヒスタミン作用（眠気，体重増加）が強く，抗α_1作用（めまい，ふらつき）があるため，注意が必要（表6）。

3) SSRI (選択的セロトニン再取り込み阻害薬)

　SSRI（selective serotonin reuptake inhibitor）は，うつ病治療のアルゴリズムで第一選択薬としてあげられている。5-HTトランスポーターの選択性が高く，他の受容体にはほとんど影響を及ぼさない。シナプス終末で5-HT

▼表5　三環系抗うつ薬

一般名	主な商品名	特徴
イミプラミン	トフラニール	作用が強力，意欲低下や無気力に有効。
クロミプラミン	アナフラニール	落ち込みや不安の強いうつ病に有効。点滴がある。
アミトリプチン	トリプタノール	作用が強力。不安や気持ちの高ぶりを抑制する。
アモキサピン	アモキサン	即効性がある。幻覚や妄想を伴ううつ病に有効。
ノリトリプチン	ノリトレン	クロミプラン（トリプタノール）を改良。マイルドな三環系。
トリミプラミン	スルモンチール	ヒスタミンH_1阻害作用が強く，鎮静作用を有す
ロフェプラミン	アンプリット	イミプラミン誘導体で構造がイミプラミンに似ているが，中枢性抗コリン作用を欠き，鎮静作用・睡眠増強作用・筋弛緩作用・運動失調作用はきわめて弱い。

▼表6　四環系抗うつ薬

一般名	主な商品名	特徴
マプロチリン	塩酸塩ルジオミール	ノルアドレナリンに集中的に作用するため，意欲のアップややる気の改善に有効。
ミアンセリン塩酸塩	テトラミド	四環系の中では効果は弱め。不眠症の患者にも用いられる。
セプチリンマレイン	酸塩テシプール	80歳以上の高齢者では血中濃度が高くなる。

トランスポーターを阻害して，5-HTの再取り込みを抑制することにより，シナプス間隙での5-HT濃度を増加させ，5-HT受容体に対する神経伝達を活発にし，抗うつ作用を示す。セロトニンは不安や緊張を緩和する作用があるため，うつ病の中でも不安や緊張が高い患者に適した薬である（表7）。

　5-HT受容体には，$5\text{-}HT_1$受容体，$5\text{-}HT_2$受容体，$5\text{-}HT_3$受容体があり，$5\text{-}HT_1$受容体に作用すると抗うつ効果を示すのだが，$5\text{-}HT_2$受容体に作用することで性機能障害やアクチベーションシンドローム（賦活症候群）が，また$5\text{-}HT_3$受容体に作用することで，嘔気・嘔吐，下痢などの消化器症状や，頭痛が副作用として現れる。少量から開始することで，その発現を抑えることが可能である。急な減量や中止により，めまい，ふらつき，特異的な皮膚のひりひり感，頭痛，不眠，易刺激性などの離脱症状が出現する可能性がある。

4) S-RIM（セロトニン再取り込み阻害・セロトニン調節）

　S-RIMはSSRIのセロトニン再取り込み阻害だけではなく，さまざまな受容体の調節に働く抗うつ薬である（表8）。

▼ 表7　SSRI

一般名	主な商品名	特徴
フルボキサミンマレイン酸塩	デプロメール，ルボックス	CYP1A2の阻害作用が強く，CYP1A2で代謝される薬剤（テオフィリン等）を併用すると，併用した薬剤の血中濃度が上昇するため注意が必要。
パロキセチン塩酸塩水和物	パキシル，パキシルCR	CYP2D6を阻害するため，CYP2D6で代謝される薬剤（カルバマゼピン等）を併用すると，併用した薬剤の血中濃度が上昇するので注意が必要。
塩酸セルトラリン	ジェイゾロフト	CYPに対する阻害作用が他のSSRIに比べて弱い為，併用薬を使用しやすく，合併症のある患者に使用しやすい。
エスシタロプラムシュウ酸塩	レクサプロ	他のSSRIに比べ，セロトニン再取り込み阻害の選択性が高い。

▼ 表8　S-RIM（セロトニン再取り込み阻害・セロトニン調節）

一般名	主な商品名	特徴
ボルチオキセチン臭化水素酸塩	トリンテリックス	セロトニン再取り込み阻害作用だけではなく，セロトニン受容体調節作用を有しており，セロトニン，ノルエピネフリン，ドパミン，アセチルコリン，ヒスタミンの遊離を調整するため，複合的に効果を発揮する。

5) SNRI (セロトニン・ノルアドレナリン再取り込み阻害薬)

SNRI (serotonin-norepinephrine reuptake inhibitor) は，5-HT と NA をほぼ同じ強度で阻害する。5-HT 受容体に作用するため，SSRI 同様，嘔気・嘔吐，下痢，頭痛などの副作用頻度は高い。NA は気力や積極性といった覚醒系の神経伝達物質で，NA の働きが正常化してくると意欲が高まり，気持ちが前向きになってくるため，うつ病の中でも意欲低下や無気力の症状が強い患者に適した薬である (表9)。

6) NaSSA (ノルアドレナリン作動性・特異的セロトニン作動性抗うつ薬)

NaSSA (noradrenergic and specific serotonergic antidepressant) は，モノアミンの放出を抑制する α_2 受容体を阻害することにより，モノアミンの放出を増大させる。また，後シナプスの 5-HT_2 受容体および 5-HT_3 受容体を遮断する作用を持ち，5-HT_1 受容体への 5-HT の結合を強化することから，性機能障害や嘔気・嘔吐，下痢などの消化器症状や，頭痛の副作用が生じにくい。5-HT_2 受容体遮断作用により，不眠に効果的ではあるが，抗うつ薬の中で眠気がもっとも強く現れる (表10)。

7) その他
①スルピリド (主な商品名：ドグマチール)

▼ 表9　SNRI

一般名	主な商品名	特徴
ミルナシプラン塩酸塩	トレドミン	CYP をほぼ介さず，グルクロン酸抱合で代謝され，腎臓で排泄される。そのため，合併症がある患者や，肝機能が悪い患者でも使用しやすい。
デュロキセチン塩酸塩	サインバルタ	抗うつ薬としては不眠が起こりやすいため抗うつ薬で唯一，食後の服用。
ベンラファキシン塩酸塩	イフェクサー	低用量 (150mg/ 日以下) では SSRI として，高用量 (150mg/ 日以上) では SNRI として働くため，薬の増減で効能を切り替えやすく，治療期間を短縮できる。

▼ 表10　NaSSA

一般名	主な商品名	特徴
ミルタザピン	レメロン，リフレックス	CYP 阻害能は最小限。薬物相互作用は比較的少ない。

②トリアゾロピジリン系抗うつ薬（SARI）トラゾドン（主な商品名：レスリン，デジレル）

　他の抗うつ薬同様，5-HTの再取り込みを阻害し，細胞間隙の5-HTを増加させる。ただし，再取り込み阻害能はSSRIより強くはない。後シナプスの5-HT$_2$受容体遮断作用をもつため，睡眠の改善が期待されるほか，効率よく，抗うつ効果に関連する5-HT$_1$受容体に結合することができる。

3.　気分安定薬

1) 炭酸リチウム（主な商品名：リーマス）

　鎮静作用は弱いため，躁状態の興奮が強い場合は抗精神病薬との併用が推奨されている。爽快気分を中心とした定型的躁病エピソードには効果的だが，混合状態・不快気分を伴う場合には効果を期待しにくい。再発が10回を超える患者の効果は期待できない。

• 副作用

　悪心，細かな手のふるえ，口渇などは投与初期に現れることが多く，継続服用することで消失することが多い。継続服用で胃腸障害，不整脈が発現した場合は減量，中止が望ましい。なお，リチウム中毒には注意が必要である（治療濃度範囲0.6〜1.2 mEq/L）（表11）。

2) バルプロ酸（主な商品名：デパケン）

　リチウムと異なり抗うつ効果は乏しい。イライラ感・衝動性に効果的。副作用で眠気があるので，睡眠薬を減薬することがある。再発回数が多い患者にも効果がある。

▼ 表11　炭酸リチウムの血中濃度と中毒症状

血中リチウム濃度	中毒症状	対応
1.5mEq／L 以上	嘔気・嘔吐，下痢，食欲不振，嚥下困難，言語障害など	必要に応じて減量または休薬
2.0mEq／L 以上	意識障害，せん妄，無尿，痙攣，不整脈，昏睡など	減量または休薬

3) カルバマゼピン（主な商品名：テグレトール）

爆発的な衝動性に良い。眠気・めまい・ふらつきに注意が必要。重大な副作用として，スティーブンス・ジョンソン（Steavens-Johnson）症候群や中毒性表皮壊死症，薬剤性過敏症症候群といった重度の薬疹，長期に服用することで，顆粒球減少症や再生不良性貧血等がある。CYP3A4で代謝されるため，グレープフルーツジュースを同時に摂取すると血中濃度が上昇する。

4) ラモトリギン（主な商品名：ラミクタール）

躁病相への治療効果は乏しいが，抗うつ効果およびうつ病相での再発予防効果がある。皮膚症状（発疹）の副作用あり。服用開始8週間以内に現れることが多いので投与初期に注意する。バルプロ酸との併用では，代謝阻害による血中濃度上昇が，カルバマゼピンでは酸素誘導による血中濃度の低下が報告されている。

4. 抗てんかん薬

てんかんは，抗てんかん薬により60〜70%が寛解する。治療は単剤で始める。発作が消失し，脳波も正常化して3年以上経過している場合は，抗てんかん薬の減量・中止が可能。てんかんは異常な神経興奮により引き起こされる。

1) Naチャネル阻害

通常，細胞内はマイナスの電荷を帯びている。ここにプラスの電荷をもつNa^+やCa^{2+}が流入することにより，細胞内の電荷がプラスとなる（脱分極）。てんかんは，この脱分極が異常に生じてしまうため起きる。そのため，Na^+の働きを抑制することにより，てんかんによる神経興奮は抑制できる。Na^+はNaチャネルと呼ばれる輸送体を通ることで細胞内に流入されるため，これを阻害するNaチャネル阻害薬により，Na^+の働きを抑制することで，てんかんによる神経興奮が抑制できる（図3）。

・フェニトインPHT（主な商品名：アレビアチン，ビタントール）

　強直間代発作や部分発作に有効である。

・カルバマゼピンCBZ（主な商品名：テグレトール）

　部分発作に有効である。Naチャネル阻害薬の副作用には眠気，ふらつき，皮疹がみられる。

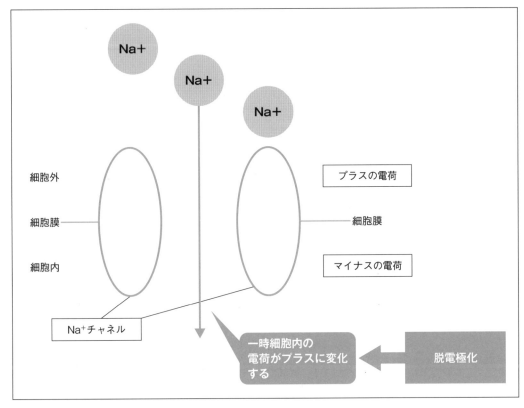

▲ 図3　抗てんかん薬の薬理作用（興奮性Na⁺チャネル）

2) ベンゾジアゼピン（BZD）系薬（抗不安薬にも属する）

　塩素イオン（Cl⁻）が細胞内に入ることにかかわる受容体（ベンゾジアゼピン受容体）が刺激されると，マイナスの電荷をもつCl⁻が細胞内に入ることができ，神経興奮が抑えられ鎮静効果が得られる。Cl⁻を細胞内へ多く取り込むことにより，てんかんによる異常な神経興奮を抑制する（図4）。その他の効果として，筋弛緩作用，催眠作用，抗不安作用がある。

• クロナゼパムCZP（主な商品名：リボトリール，ランドセン）

　全般発作，部分発作と幅広い有用性がある。効果が強く，作用時間も長い。

• クロバザムCLB（主な商品名：マイスタン）

　全般発作，部分発作と幅広い有用性がある。第一選択薬として使用されることはない。

• ジアゼパムDZP（商品名：セルシン，ホリゾン）

　抗不安作用，筋弛緩作用，催眠作用，抗けいれん作用が同程度にある。

• ジアゼパムDZP（商品名：ダイアップ）

脳の神経興奮を抑えることで，熱性けいれんを予防する。

3) GABAトランスアミラーゼ阻害薬

Cl^-の流入を促進する物質として，GABA（γ-アミノ酸）がある。GABAを増やせば，Cl^-が細胞内に入ることができ，神経興奮が抑えられ鎮静作用が得られる。しかし，GABAはGABAトランスアミラーゼという酵素によって不活性化されてしまう。そのため，GABAトランスアミラーゼ阻害薬でGABAの不活性化を防ぎ，GABAの量を増やすことで鎮静作用を得る。

• バルプロ酸ナトリウムVPA（主な商品名：デパケン，セレニカ）

眠気，ふらつきの頻度が高い。長期投与時は体重増加，振戦，抜け毛などが出る。

4) その他

カルシウムチャネルを阻害することによりCa^{2+}の流入を抑え，神経興奮を抑制する。また，GABAの機能を維持・増進により，鎮静作用がある。イオンチャネルに作用する既存の抗てんかん薬とは異なる作用機序の薬であるため，他の抗てんかん薬で治療が難しかったとしても効果がでる可能性

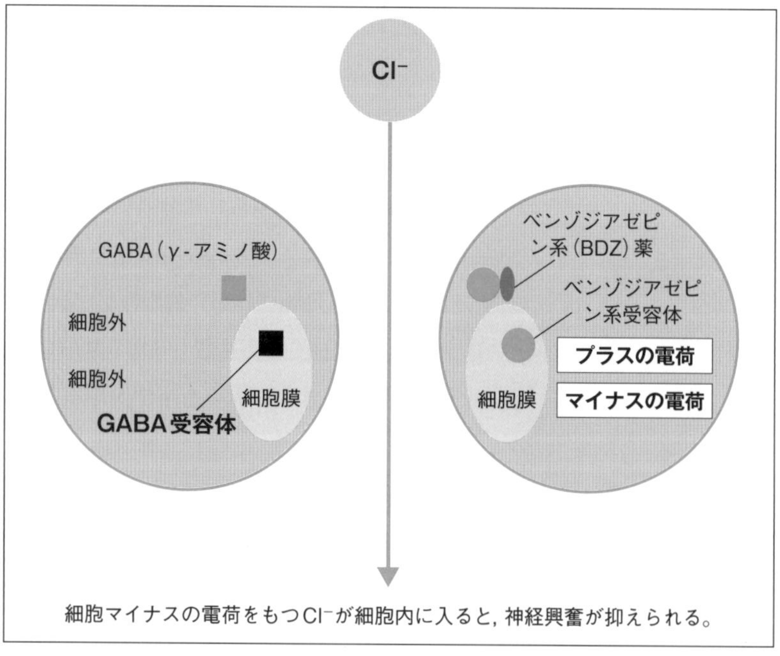
Cl⁻
GABA（γ-アミノ酸）
細胞外
細胞外
細胞膜
GABA受容体
ベンゾジアゼピン系（BDZ）薬
ベンゾジアゼピン系受容体
プラスの電荷
マイナスの電荷
細胞膜
細胞マイナスの電荷をもつCl⁻が細胞内に入ると，神経興奮が抑えられる。

▲図4　抗てんかん薬の薬理作用　（抑制性Cl^-チャネル）

がある。体内でほぼ代謝されないため，他の抗てんかん薬との相互作用を気にせず使用できる。

• ガバペンチンGBP（主な商品名：ガバペン）

5. 抗不安薬（表11）

現在，抗不安薬はベンゾジアゼピン（BZD）系薬が主流である（薬理作用は図4参照）。

使用後最短4週間で依存性が形成され，使用後6か月以上の服用では必ず，薬物依存性が形成される。

• ロラゼパム

薬物相互作用とは無関係であるため，他剤を使用している患者でも使用しやすい。

• エチゾラム，ジアゼパム

筋弛緩効果が強く，緊張型頭痛や肩こりにも使用される。

• ロフラゼプ酸エチル

超長時間型作用薬であるため，依存形成をしにくい。

6. 睡眠薬

臨床上で用いられている睡眠薬はベンゾジアゼピン（BZD）系薬がその大半を占める。最高血中濃度致達時間を参考にしていただきたいが，即効の場合は服薬30分以内に効果が発現するため，服薬したらすぐに就床する（表12）。

• 服薬上の注意

▼ 表11 抗不安薬

		一般名	主な商品名
ベンゾジアゼピン系薬剤	短時間型	エチゾラム，クロチアゼパム	デパス，リーゼ
	中時間型	アルプラゾラム，ロラゼパム	ソラナックス，コンスタン，ワイパックス
	長時間型	ブロマゼパム，クロキサゾラム，クロルジアゼポキシド，ジアゼパム，レキソタン	セパゾン，コントール，セルシン，ホリゾン
	超長時間型	ロフラゼプ酸エチル，フルトプラゼパム	メイラックス，レスタス
5-HT1A受容体部分作動薬		タンドスピロンクエン酸塩	セディール

2か月以上，不眠状態が続き，日常生活に支障がある場合は積極的な治療が必要とされ，一定期間は睡眠薬の定時服薬での治療が推奨される。効果がみられ，眠れるようになった後には，漫然と睡眠薬の投与が続くことは避け，漸減，中止する (表13)。

▼表12　睡眠薬の作用時間と半減期

		一般名	主な商品名	最高血中濃度到達（時間）	半減期（時間）
ベンゾジアゼピン（BZD）受容体作動薬	超短時間作用型	ゾピクロン	アモバン	0.8〜1.5	4
		エスゾピクロン	ルネスタ	夕0.8〜1.2	約5
		ゾルピデム	マイスリー	0.7〜0.9	2.1
		トリアゾラム	ハルシオン	1.2	2.9
	短時間作用型	リルマザホン塩酸塩水和物	リスミー	3	10.5
		ロルメタゼパム	エバミール, ロラメット	2.2	9
		エチゾラム	デパス	3.3	6.3
		ブロチゾラム	レンドルミン	1.0〜1.5	7
	中間型	エスタゾラム	ユーロジン	1.7	27.5
		ニトラゼパム	ネルボン, ベンザリン	1.6	27.1
		フルニトラゼパム	サイレース, ロヒプノール	1.3	7〜15
	長時間作用型	クアゼパム	ドラール	3.4	36.6
		フルラゼパム	ダルメート, ベノジール	1	5.9
メラトニン受容体作動薬		ラルメテオン	ロゼレム	0.75	0.94

▼表13　睡眠薬の副作用とその対処方法

副作用	症状	対処方法
持ち越し効果	眠気，頭重感，ふらつき	睡眠薬の減量あるいは作用時間の短い薬物への変更。
記憶障害	前向性健忘	睡眠薬を必要最低限の用量とし，服薬後はすみやかに就寝する。
筋弛緩作用	脱力感，転倒	ω1受容体※に選択的に作用する，ゾルピデムに切り替え。
常用量依存	—	症状が改善しても医師の指示が出るまでは服薬を続ける。減量はゆっくり慎重に。
離脱・反跳現象	不眠，不安，気分不快，知覚過敏（音，光）	
奇異反応	不安・緊張，焦燥感，興奮など	睡眠薬の減量。

7. 認知症治療薬

　認知症治療薬は，認知症の進行を抑制する作用はあっても，止めることはできない。

1) コリン仮説

　脳内のアセチルコリン（Ach）を高めれば，記憶が改善される。アセチルコリンエステラーゼ阻害薬にドネペジルがある。副作用として下痢，嘔気，嘔吐の消化器症状が発現する。増量時，興奮や不穏，易怒性が亢進する場合もあり。循環器系の既往のある患者では不整脈の発現に注意。

2) グルタミン酸仮説

　グルタミン酸は興奮性のシグナル伝達物質であり，脳での記憶や学習にかかわっている。グルタミン酸仮説とは，グルタミン酸が受容体を過剰に刺激することによって，神経細胞や認知機能に障害が起きているのではないかとされる仮説。神経細胞脱落には，グルタミン酸の神経興奮毒性が関与しているのではないかと考えられている。グルタミン酸が常に放出されていると，記憶形成のシグナルが阻害され，記憶が難しくなる。

　グルタミン酸受容体のサブタイプである，NMDA受容体の活性化の制御と抑制をする薬として，メマンチンがある。中等度～高度の認知症に対しては進行抑制の作用がある。副作用は少ない薬剤ではあるが，めまい，倦怠感，頭重感などが発現する。まれに幻覚・錯乱・激越などの出現報告あり。発現した場合は減量・中止を考慮する。

8. 注意欠如／多動性障害（ADHD）治療薬

　ADHDは神経発達症の1つであり，年齢あるいは発達に不相応に，不注意，落ちつきのなさ，衝動性などの問題が生活に影響を及ぼしている状態が6か月以上継続することであると，Diagnostic and Statistical Manual of Mental Disorders 5thedition（DSM-5）で定義されている[3]。その発症原因は完全には解明されていないが前頭前皮質におけるドパミン（DA）およびノルアドレナリン（NA）神経伝達の調節異常が生じている可能性が考えられている（表14）[4]。

（後藤美穂）

▼表14　ADHD治療薬

商品名（一般名）	コンサータ（メチルフェニデート）	ストラテラ（アモキセチン）	ビバンセ（リスデキサンフェタミンメシル酸塩）	インチュニブ（グアンファシン塩酸塩）
種類	中枢神経刺激剤	選択的ノルアドレナリン再取り込み薬	中枢神経刺激剤【DA・NA再取り込み阻害・遊離促進薬】	選択的α_{2A}アドレナリン受容体作動薬
作用機序	ドパミン再取り込みを抑制すること，および，直接ドパミン遊離促進作用により，シナプス間隙のドパミンを増加させて神経系の機能を亢進させる．耐性，依存性あり。	ノルアドレナリン及び前頭葉のドパミンの再取り込みを抑制する．その他の受容体にはほとんど影響を及ぼさないため副作用が比較的少ないとされる．効果はやや弱いが依存性が少ない。	活性体であるd-アンフェタミンがドパミントランスポーター及びノルアドレナリントランスポーターを競合阻害することでシナプス間价のDAおよびNAの濃度を高める．またd-アンフェタミンは，神経細胞内に取り込まれ，小胞モノアミントランスポーターへの作用を介することでDA及びNAの遊離促進作用も有している．セロトニン増加作用もある。	アドレナリン受容体（α_{2A}）に対して親和性を示し，α_2アドレナリン受容体を介して直接的にノルアドレナリンのシナプス伝達を調整することにより，前頭前皮質及び大脳基底核におけるシグナルを調整している可能性が示唆されているが，詳細な作用機序は不明[5]。元来は血管収縮を抑える降圧薬として開発されていた。
効果発現時期及び服薬方法	即効性がある．効果が12時間持続するため（放出制御型の徐放剤），朝1回の服用が原則である。	投薬開始後，4週間程度で効果がみられ，安定した効果が得られるまでに6〜8週間程度かかる．服薬は忍容性を確認しながら1週間以上の間隔をあけて漸増する。	1日1回朝服用する。3〜5時間で最高血中濃度に達し，10時間程で血中濃度が半減する。＊d-アンフェタミンを生成するプロドラッグであるため，医師・薬剤師・患者は登録制となっている。	1日2mgより開始し，最大6mgまで増量。1日1回投与。投与後5〜8時間で最高血中濃度に達する。鎮静効果があるため，眠気が気になる場合は夕から夜にかけて服用すると良い。
副作用	食欲減退，不眠症，体重減少，頭痛，腹痛，悪心，チックなど	頭痛，食欲減退，傾眠，腹痛など	食欲減退，不眠，体重減少，頭痛，悪心など	傾眠，血圧低下，口喝，めまい，便秘，徐脈など

引用・参考文献
1) 後藤美穂，竹内尚子，浜田康次：睡眠薬. Nursing Mook 73 知らないとハイリスク 誤薬・誤投与を防止する薬の知識. 学研メディカル秀潤社, 38-43, 2012.
2) 竹内尚子：向精神薬の薬理がわかる。ここが知りたかった向精神薬の服薬指導. 南江堂, 122-179, 2012.
3) American Psychiatric Association, 髙橋三郎，大野裕監訳：DSM-5 精神疾患の診断・統計マニュアル. 医学書院, p.59, 2014.
4) Biederman J, et al.：Attention-deficit/hyperactivity disorder（ADHD）as a noradrenergic disorder. Biol Psychiatry, 46, p.1234－1242, 1999.
5) インチュニブ錠1mgインチュニブ錠3mg添付文書（2023年4月改訂第2版）.

コラム

水中毒

　水中毒とは低ナトリウム血症とそれに伴う脳浮腫によって引き起こされる精神神経症状のことをいう。原因は器質的要因（遺伝，脳の構造異常，病的な口渇），抗利尿ホルモン分泌不全症候群，幻覚に支配されての行動，常同行動，水への依存，薬剤，喫煙などさまざまな仮説はあるが，現時点では原因不明である。一時的に大量の水分を摂取することで急性水中毒となる場合もあるが，精神疾患を有する患者の多くは「多飲」からはじまる。水中毒の経過[1]は，多飲・多尿の状態である多飲症期（精神疾患発病後5～10年してから出現することが多い），低ナトリウム血症により水中毒を起こす水中毒期（多飲症を呈するようになってから5～10年後にみられる），大量の水分を摂取している状態が長年続いたことによる身体合併症を呈する身体合併症期の3期の経過をたどる。

　入院している統合失調症患者の約20％が多飲を示し，3～5％に水中毒が起きるといわれている。水中毒を一度発症すると，くり返す場合が多いため，予防が重要となる。患者自らが多飲を申告してくることはほとんどないため，日ごろから多飲症期の症状や患者の飲水行動を観察することが大切となる。ちなみに多飲[2]とは，水分を必要以上に多く飲むことであり，1日に3L以上の水分を摂取する状態をいう。

　治療法に，多飲を予防する行動制限，薬物療法，低ナトリウム血症を改善する補正がある。これまでの臨床の現場で最も有効なのが行動制限であったが，行動制限による患者のストレス増加や患者の暴力を誘発することから，近年では，行動制限ではなく安全に飲水できるようにかかわる方向へと移行している。また患者やその家族は，水中毒についての知識はほとんどもっていないため，水中毒の理解を促す患者・家族教育も必要となる。

（山田　洋）

引用・参考文献
1) 川上宏人：「多飲症の治療」を見つめなおす，精神看護，10(4)，18-26，2007.
2) 川野雅資編：水中毒．エビデンスに基づく精神科看護ケア関連図．中央法規出版，84-87，2008.

8 薬物療法を受ける患者に対する看護

1. 薬物療法を受ける患者の理解

　患者にとって薬物療法は入院期間だけでなく，退院後も長期的に継続していかなければならない。看護師は薬物療法に対する看護を長期的なプロセスととらえ，治療を受ける患者を深く理解するとともに，回復（リカバリー）を支える看護を展開する。本項では薬物療法を受ける患者を理解する視点，回復を支える看護の展開について知識を獲得することをめざす。

1) 薬物療法の特徴を踏まえた看護の視点

　向精神薬による薬物療法は，薬の効果を実感するまでに時間を要する。そのため看護師は，精神症状に伴う患者の苦痛や自傷・他害のリスク，日常生活の乱れが，治療開始後も一定期間続くことを踏まえてかかわる必要がある。

　また，前項で述べられているように，向精神薬は脳の神経伝達物質に作用するため，求める作用以外にも影響を及ぼし，多様な副作用の発生につながる（表1）。副作用は患者の心身の苦痛，日常生活の困難につながる。看護師は向精神薬の作用と副作用について十分理解したうえで，その両面から患者をこまやかに観察する力，患者の訴えが精神症状によるものなのか副作用によるものなのかを見極めて対応する力が求められる[1)2)]。

　このほか，薬物を変更・中断する，長期の服薬など，治療の経過や変化に伴う患者への影響も考慮する必要がある。さらに主疾患の治療薬以外に副作用に対処するための薬物が加わる場合や，血中濃度を注意深く観察する必要性から定期的な検査を受けなければならない薬物もあり，患者の負担や「安心してこの薬を飲んで良いのか」という不安は募りやすいといえる。

2) 患者にとっての「薬物療法の意味」

(1) 拒薬

　一般的に薬物療法は「病気を治すために必要なもの」という認識であるが，精神疾患を抱える患者のなかには，「病識」により異なる認識をもつ場合も

▼ 表1　主な向精神薬の副作用[3]

種類	分類	主な副作用	特徴
抗精神病薬	錐体外路症状（ドパミンの抑制）	アカシジア（静座不能症）	・腰から足にかけてムズムズする ・そわそわして落ち着かない ・じっと座っていられない
		パーキンソン症候群（パーキンソニズム）	・突進歩行，小刻み歩行など，パーキンソン病に似た症状を呈する
		遅発性ジスキネジア（不随意運動）	・舌の出し入れ，瞬きなどが自分の意志でコントロールできない ・長期服用中に生じやすい． ・持続かつ難治性
	自律神経系の症状	・便秘 ・口渇 ・排尿障害 ・高血圧	・アセチルコリン抑制（抗コリン作），アドレナリン抑制により生じる ・便秘は慢性的な経過により「麻痺性イレウス」に進展するリスクがある
	ホルモン系の症状	・月経異常 ・性機能障害 ・乳汁分泌	・目に見えず，人に相談しにくい
	代謝障害	・体重増加 ・血糖値異常 ・脂質代謝異常	・糖尿病などの疾患につながることがある
	重篤な副作用	悪性症候群	・高熱，筋強剛，意識障害，自律神経症状（発汗・頻脈など） ・死に至ることがある
	そのほか	水中毒（低ナトリウム血症・低浸透圧性血症）	・口渇による病的な多飲水により陥る ・重症化する意識障害，けいれん，横紋筋融解症，悪性症候群につながる ・日々の飲水行動，体重変動，血液データの確認が重要
抗うつ薬	抗コリン作用		・主に三環系，四環系抗うつ薬の副作用
	消化器症状	・嘔気，嘔吐，下痢	
	セロトニン症候群	・錯乱・軽躁状態，神経・筋症状（運動失調など）・自律神経症状	・セロトニン機能の亢進により生じる
	アクチベーション症候群	・不安，焦燥，不眠，衝動性など	・抗うつ薬の投与早期に生じることがある
気分安定薬	リチウム中毒	・発熱，消化器症状，神経・筋症状など	・主に炭酸リチウム使用時の副作用

ある。病識とは，患者が疾患や薬物療法についてどの程度理解しているのかという医療者の客観的な評価よりも，患者自身の病いの体験，すなわち疾患を抱える患者がどのような体験や思いを経て現在に至っているのか，自身を取り巻く状況や生きづらさをどのように認識しているのかという主観的な評価に焦点をあてることが重要と考えられている。つまり，患者の病識は薬物療法の取り組み方に大きく影響するといえる。たとえば，患者が"自分は精神疾患ではない，治療は必要ない"という認識をもっている場合，また統合失調症の症状により"毒を盛られている"という被毒妄想や幻聴により，薬物が「脅威」と認識するような病識をもっている場合，服薬を拒否する行為につながってしまう場合もある。

　また，辛い副作用を経験した場合も薬物療法への抵抗感につながりやすい。このような場合，看護師は，その行為に焦点を当てるのではなく，患者の薬物療法に対する態度の背景に何があるのかを考え，患者の苦しみに気づくことが必要である。患者に起きている状況を理解することで，患者が安心して治療に臨む手立てを考える糸口をつかむことができる[2]。

(2) 過量服薬

　治療薬という認識をもっていても，それが正しい服薬行為につながらないケースもある。「死んでしまいたい」という希死念慮に苦しむ患者にとって「薬物」はその実行手段になり，一度に多量の薬物を飲んでしまうという「過量服薬」につながることがある。また疾患の違いにより，過量服薬のリスクは異なっている。うつ病と統合失調症，どちらも精神症状により自己の価値が脅かされているという点は共通しているが，統合失調症者は幻聴などにより突発的に行動を起こすリスクや，致命的な行動をとるリスクが高い[4]。

　過量服薬は身体面にも害を及ぼし，治療とは逆効果となる。看護師は患者の衝動性の有無や程度といった精神状態，これまでの服薬行動や患者がいまどのような思いでいるのかにも意識を傾ける必要がある。

(3) 飲み忘れ・誤薬

　患者が服薬を自己管理する際は，「飲み忘れ・誤薬（飲み間違い）」にも配慮が必要である。精神疾患の中核症状である認知機能障害より記憶や注意にかかわる働きが妨げられると，服薬を忘れてしまう場合や思い込みで誤った服薬行動に至ってしまう場合がある[5]。また薬の種類や飲むタイミングが複雑であればあるほど，間違えるリスクは高まる。看護師は患者のセルフケアについて丁寧にアセスメントするとともに，患者にとってより間

違えにくく，継続しやすい自己管理方法を考える視点が必要である。

(4) 治療継続に伴う心理的負担

　精神疾患を抱える患者にとって，薬物療法は長期的に継続していかなければならないものであり，大変な負担となる。また学校や職場で周囲を気にしながら薬を飲まなければならない，定期的に通院して処方をもらわなければならないなど，薬を飲み続けるうえで生じる負担の要因もさまざまある。加えて，不調時は薬物を必要としていても，症状が改善してくるとうっかり飲み忘れてしまったり「もう飲まなくても大丈夫だろう」とその重要性が薄らぐ場合も少なくない。こういったことは，誰にでもあてはまることといえる。これらの要因から退院後，薬物療法を中断してしまう場合もあり，その結果，精神症状が悪化し，再入院に至るケースがある。

3) ライフイベントとの関連：身体疾患の合併，妊娠・出産

　患者が精神疾患以外に身体疾患を合併している場合は，双方の疾患に対する薬物療法について理解しておく必要がある。精神科病棟に入院中は，それぞれの治療薬の作用・副作用，食べ合わせの禁忌事項がないかなど，留意点を把握し，効果的で適切な服薬を支援する。また退院支援の際も双方のそれぞれの医師，看護師，薬剤師らと連携し，双方の疾患を考慮した支援を検討していくことが求められる。

　女性の患者にとっては，妊娠・出産というライフイベントが薬物療法と深くかかわる。薬物は母子への影響を考慮し，減量や変更といった調整が必要となる場合があるが，精神疾患を合併している母親にとって治療の変化は精神症状の悪化や再発リスクにつながる。加えて，妊娠によるホルモンバランスの変化，母親になることへの不安など，周産期に起こりえる一般的な変化も精神状態のゆらぎにつながりやすい（表2）。産後も薬物療法の再開に伴う母親の身体・精神状態にあわせたケア，母乳育児の課題や，精神状態にあわせた育児支援と，妊娠中から産後まで母子の状態にあわせたケアの展開が必要となる。一方で，治療が良好にコントロールできれば，母子にとってメリットもあるため，看護師は産科，新生児科などかかわる部門の医療者と協働し，患者の治療内容や変化をタイムリーに把握していく体制づくりも重要である[6]。

▼ 表2　薬物療法と母子への影響[7] [8]

種類	主な疾患	母子への影響
抗精神病薬	統合失調症	【母親への影響】 ・統合失調症の服薬中断は再発の危険性が高い。 ・精神状態の管理を重視し，薬物を少量維持としたうえで，分娩を迎えることが望ましいとされている。 ・非定型（第2世代）抗精神病薬は，妊娠・出産への影響が比較的少ない。 【子どもへの影響】 〈催奇形性〉 ○定型（第1世代）抗精神病薬 ・催奇形性は否定的だが，大量投与は危険性が高いとされている。 ・ハロペリドールは日本では添付文書上使用禁忌とされている。 ○非定型（第2世代）抗精神病薬 ・催奇形性の上昇の報告は少ない。 〈母乳への移行〉 ・ほとんどの抗精神病薬は母乳に出現しても微量で，影響はないと考えられている。 ・クロザピンは，鎮静や無顆粒球症などの副作用をきたすことから，避けることが望ましい。 ・母乳移行による乳児への暴露は多くの薬剤で胎盤移行よりも低い。
抗うつ薬	うつ病	【母親への影響】 ・うつ病において，妊娠中の薬剤中断は再発リスクを高める。 ・妊娠中の抑うつ症状は早産・胎児発育不全のリスクと関連する。 ・産後のうつ病は育児行動に影響するため，周産期においても治療継続の有用性は高い。 【子どもへの影響】 〈催奇形性〉 ○三環系抗うつ薬 ・催奇形性は全体的に低いが，過量服薬などによる大量投与はリスクがある。 ○SSRI・SNRI ・SSRI治療には新生児不適応症候群や新生児遷延性肺高血圧症の発生のリスクがあり，新生児期の一時的な管理が必要になる場合がある。 〈母乳への移行〉・母乳の移行はわずかであり，児が摂取する量は微量とされている。
気分安定薬	双極性障害	【母親への影響】 ・双極性障害は，産褥期に約半数が再発しやすいと言われており，治療の継続が重要となる。 ・使用する場合は，血中濃度を頻回に測定し，母子の状態を注意深く観察する必要がある。 【子どもへの影響】 〈催奇形性〉・炭酸リチウムは，先天性心疾患のリスクなどが指摘されており，非定型抗精神病薬が推奨されている。 〈母乳への移行〉・炭酸リチウムは，母乳への移行率が高く児にも影響するリスクがあるとされている。
抗てんかん薬	てんかん 双極性障害	【子どもへの影響】 〈催奇形性〉 ・バルプロ酸ナトリウムは，神経発達や認知機能への影響が指摘されており，非定型抗精神病薬が推奨されている。 ・ラモトリギンは，妊娠中の使用についてリスクが低いとされている。 〈母乳への移行〉・抗てんかん薬の母乳移行は，児の成長に影響するリスクがあるとされている。
抗不安薬		【子どもへの影響】 〈催奇形性〉 ・ジアゼパムなどのベンゾジアゼピン系の抗不安薬については，催奇形性については否定的である。 ・分娩直前，妊娠末期の服用は児の呼吸や筋緊張などに影響するリスクがあるとされている。 〈母乳への移行〉・母乳については，ロラゼパムやアルプラゾラムなどの使用が推奨されている。
睡眠薬		【子どもへの影響】 ・非ベンゾジアゼピン系の睡眠薬について，催奇形性のリスクは否定されている。

2. 回復を支える看護の展開

1) 病識に焦点をあてた看護

　前述したように，患者が薬物療法を継続するうえで大きくかかわるのが「病識」である。精神症状が活発な急性期はもちろん，回復期においても患者にとって自身に薬物療法が必要だという認識や実感が得られにくい状態であれば，治療継続は困難となる。特に統合失調症者は，自己を現実的に認識する認知機能に障害が生じることで，自分に起きていることや自分が病気であることの実感を得にくい。そのため，患者の病識に焦点をあてて支えることは薬物療法の看護として重要となる。病識は精神症状が軽減すれば自然に得られるものではない。自身の病的体験と直面し，精神障がい者であることを少しずつ受け入れていくプロセスであり，患者は強い葛藤や自分自身へのスティグマに襲われることもある。看護師は患者に寄り添い，病的体験に対する患者のとらえ方や思いを聴き，ともに振り返りながら患者が自分自身の状況や困りごとに気づけるようにかかわる。さらにそのうえでどう生きていきたいのか，そのために治療にどう取り組んでいきたいかを一緒に考えていく。そして患者が自らの価値を認めながら薬物療法に取り組めるよう根気強くかかわっていく[9, 10]。

2) 医療と患者との関係性を踏まえた看護

　患者の回復過程に応じた薬物療法への看護は，患者が入院・治療を経て，退院後どのような生活を送るのかを見据えて展開することが大切である。その視点の1つに，医療と患者の状態との関係性を評価する「コンプライアンス」「アドヒアランス」「コンコーダンス」という概念が挙げられる[12]。

　コンプライアンスとは，治療の意思決定の主体が医療者側にあり，患者は指示された治療を遵守する保護的な関係性を表す。患者は医師の指示に従い処方薬を飲むという受け身での治療参加の状態であり，急性期など，精神症状により患者の日常生活，心身の安寧が妨げられている，また患者が治療を選択できる状態にない時期は，まずこの関係性をめざす。患者の苦痛を速やかに軽減することを優先し，看護師が主体となって患者が安全に薬物療法を継続できるよう支える。

　アドヒアランスとは，意思決定が医療者と患者にあり，患者自身の意思が尊重され治療に反映される関係性を表す。これは患者が保護される段階から自律に向かって意思をもって治療に取り組もうとする状態と言える。

看護師は，退院後も患者が薬物療法を継続できるよう，個別・集団での心理教育を取り入れながら治療の理解度を高めること[13]，また患者が自分の治療に関心をもち，自ら医療者に相談できるよう働きかける。

　コンプライアンス，アドヒアランスから，より患者が治療における意思決定の主体をもつのがコンコーダンスである。これは患者自身が目指すライフスタイルや治療に対する価値観，信念に医療者が寄り添い，協調していく関係性を表す。精神医療においては，患者の状態により措置入院や医療保護入院など患者の同意が伴わないなかで治療を行う場合があり，患者の意思決定を奪いやすくコンプライアンス志向を生じさせやすい。コンコーダンスの考え方を用いて患者の主体性に重きを置いた看護を展開することは，医療と患者との関係性を向上させていくことができる。また，コンコーダンス志向は，チーム医療などの援助ネットワークの形成においても有益とされている[14]。しかしながら，より重視すべきなのは患者個々の状態に合わせて医療との関係性を検討することである。看護師はこれらの概念を活用し，入院時から退院後の薬物療法を想定した支援について検討を始め，患者にとって最適な薬物療法との付き合い方を考えていく。

3) ストレングスを活かし治療継続につなげる

　薬物療法は，患者自身のためのものであり，回復を支える手段の一つである。看護師は，患者自身に備わっている力を見出し活用しながら，薬という手段を使って自らの回復に取り組めるよう働きかけを考えることも重要である。患者の人となりや才能，可能性，希望する生き方や資源といったストレングスに焦点を当てた働きかけは，患者自身がみずからの力に気づき薬物療法の必要性を考え，継続するための前向きな動機づけにもつながっていく[15]。

4) 退院後の環境調整

　退院後は入院中以上に患者が主体となって薬物療法に取り組んでいかなければならない。そのため患者が地域でも安心・安全に薬物療法を継続できるよう，退院後を見据えて外来支援や訪問看護を活用した支援体制を整えていく (表3, 4) [16, 17]。

3. まとめ：看護のポイント

1) 急性期

- 安全に服薬できるよう，嚥下状態や精神症状にあわせて与薬する。
- 患者の状態，要望を医師らと共有し，連携して苦痛や負担の緩和を図る。
- 患者が安心して薬物療法を受けられるよう，信頼関係の構築を含む治療環境をつくる。患者の不安や不満に対し，医師らとともに治療内容について繰り返し説明する。
- 頓服薬を使用する際は，患者の訴えをよく聞き，現在表れているのが精神症状か副作用か十分アセスメントし，適した薬物を与薬する。

2) 回復期

- 患者が自分自身の状況をどのようにとらえているのか，理解する。
- 患者の治療に対する思いを丁寧に聴き，患者が薬物療法により，どのような副作用や不安，日常生活における困りごとを抱いているのか，またこれまでの治療への取り組みや治療にどのように取り組んでいきたいのか，について共有する。
- 患者の状態，要望を医師らと共有し，連携して苦痛や負担の緩和を図る。
- 患者の精神症状，生活行動，患者がもつ価値や信念，ストレングスに合

▼ 表3　外来支援

●相談
- 生活の変化，治療による変化や困りごとがないか，支援者に相談することができているか

●調整・指導
- 客観的に患者の心理・社会的な機能の変化を評価し，薬物療法が継続できるように医師，精神看護専門看護師らと支援する

▼ 表4　訪問看護

●直接支援
- 服薬支援ツールを用いた内服薬の整理
- 内服確認
- 内服薬の管理
- 内服取得支援（通院支援）

●自立支援
- 飲み忘れ，誤薬予防の提案
- 服薬指導
- 患者の困りごと，治療に対する思いの傾聴

●調整
- 支援者，医療機関等への連絡，相談

わせた服薬管理方法を患者とともに考える。

・患者や支援者が薬物の作用，副作用だけでなく，治療を継続することの
　メリットを理解し，能動的に薬物療法に取り組めるよう，心理教育や
　SSTなどの学習機会を活用する。

・患者が薬物療法による自分の心身の変化について，言語化できるよう支
　援する。

・退院後も安心・安全に薬物療法を継続できるよう，外来・地域の支援体
　制を整える。

（浅沼　瞳）

引用・参考文献
1) 辻脇邦彦：副作用の観察を通じてこれからの薬物療法看護を考える「薬を飲まなければならない」という"信念"を超えて．精神科看護，46(6)，4-9，2019.
2) 大橋明子，萱間真美：ケア対象者のリカバリーを支える服薬支援と看護師の役割．臨床精神薬理，16，1589-1595，2013.
3) 武井麻子，江口重幸，末安民生，小宮敬子，福榮みかほか：系統看護学講座専門分野精神看護の基礎精神看護学1．医学書院，p.265-285，2023.
4) 後藤由和：自殺企図手段と精神障害の関係．日救急医会誌，20，861-870，2009.
5) 山下真裕子，伊関敏男，薮田歩：地域でくらす精神障がい者の服薬の必要性の認識と服薬における課題．日本看護研究学会雑誌，40(2)，163-170，2017.
6) 江川真希子，宮坂尚幸，沖倉詩織，大倉慶憲，久保田俊郎，竹内崇：精神疾患合併妊娠産科医の立場から．総合病院精神医学，27(3)，206-211，2015.
7) 公益社団法人日本産婦人科医会：妊産婦メンタルヘルスケアマニュアル　産後ケアへの切れ目のない支援に向けて．中外医学社，2021.
8) 松島英介：妊婦・授乳婦に対する向精神薬の使い方．女性心身医学，18(3)，327-332，2014.
9) 菅原(阿部)裕美，森千鶴：統合失調症の病識の構造．日本看護研究学会雑誌，34(4)，11-22，2011.
10) 大森圭美，森千鶴：統合失調症者における病識の関連要因　精神障害者観，自尊感情，認知的洞察の関連から．日本看護科学会誌，32(3)，25-34，2012.
11) 水野恵理子，羽山由美子：服薬心理教育に参加した精神分裂病者の病いと服薬への構えに関する考察．聖路加看護学会誌，6(1)，51-57，2002.
12) 安保寛明，武藤教志：コンコーダンス-患者の気持ちに寄り添うためのスキル21．医学書院，2010.
13) 永江誠治，花田裕子：精神科看護における服薬アドヒアランス研究の現状と課題．保健学研究，22(1)，41-50，2009.
14) 安保寛明：コンコーダンスによる共同意思決定とセルフケア概念への影響．日本保健医療行動科学会雑誌，32(2)，20-24，2017.
15) チャールズ・A・ラップ，リチャード・J・ゴスチャ：ストレングスモデル　精神障害者のためのケースマネジメント　第2版．金剛出版，2008.
16) 北恵都子，船越明子：地域生活の継続を支援する精神科外来看護ケアの実施時間　外来患者の心理社会的機能の違いによる検討．日本精神保健看護学会誌，25(1)，65-75，2016.
17) 山下真裕子，薮田歩，伊関敏男：地域で暮らす精神障がい者の訪問看護師による服薬支援の現状と課題．日本精神保健看護学会誌，25(1)，99-107，2016.

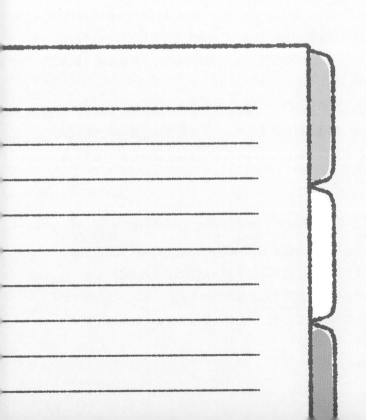
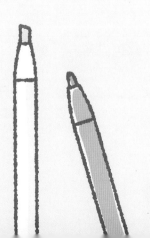

第2章

精神看護の機能と役割

1 精神医療における倫理と看護の役割

1. 看護師の倫理規定

　　看護職者は，専門職者として看護の目的を果たすために[1]，対象者のニーズを把握し，どの個人も人間として尊重し，適切な看護を提供する際に，自らの行動を規定し，行動の指針となる高い倫理観をもつことが求められている。

　　これは1980年代に看護師が患者のそばにあって「患者の権利」を尊重し，患者の権利の「擁護者・代弁者」の役割を担うことが看護師に求められるようになった[2]ことに端を発している。日本看護協会は，アメリカ看護師協会，国際看護師協会が最初に倫理規定を作成したことを受け，1988（昭和53）年に「看護婦の倫理規定」を発表し，それを2003（平成15）年に「看護者の倫理綱領」として改訂した。

　　2021年に日本看護協会が提示している看護職者倫理綱領は全16条の条文からなっている。前文で看護が人間の普遍的ニーズ（尊厳の保持・健康で幸福であること）に応え，生涯にわたり健康な生活の実現に貢献すること，その人らしく人生を全うできる要素の人のもつ力に働きかけながら支援することを目的としていると述べている。1条〜6条では，看護の提供に際して守られるべき価値・義務，7条〜11条では看護が責任を果すために求められるべき努力，12条〜16条では土台としての個人的徳性と組織的取り組みについて規定している。

　　2021年（令和3）5月15日に改正した精神科看護職の倫理綱領は12の倫理指針があり，個人の尊厳と権利擁護を理念として精神科看護の専門的知識と技術を活用し，自律性の回復とその人らしい生活を営めるよう支援することをめざすとしている。

2. 精神医療における誤解や偏見の問題

　　精神の病気やその患者は，近年になるまで「病気」「病者」としてみられたことはなく，神に選ばれた人として扱われたりする一方で，その原因が明らかにされてこなかったことや，いきなり発症するようにみえたり，周

囲の人とのコミュニケーションがうまくいかなかったり，突然人が変わってしまったように見えたりすることで，怖がられることがあった。また精神疾患の原因や病態が不明確であり，精神病の原因として遺伝や親の養育態度などが指摘されることがあり，不要に恐れられていた。それに加えわが国の精神医療政策として，入院医療に中心がおかれていたことにより，精神に障害をもつ人と交流する機会が少なくなり，誤解や偏見，差別を強める結果になっていった。

3. 精神医療における倫理的問題

1) これまでの精神医療政策上の問題

　1964（昭和39）年のライシャワー大使刺傷事件の後，「精神衛生法」が，保安面が強化される形で1965（昭和40）年に改正され，以後約30年にわたって精神科病床を増床し続け，入院医療が中心の精神医療が行われてきた。また1987（昭和62）年に「精神保健法」に改正されるまでは，任意入院の制度もないまま精神に障害をもつ人の権利がなおざりにされてきた。精神に障害をもつ人の入院は，治療目標や医療について十分な説明がなされないまま長期に渡って継続されてきた。これは精神医療だけの問題ではなく，家族や地域社会の精神に障害をもつ人に対する理解が不十分であったこととも相俟って，多くの患者は精神科病院，精神科病棟の中で生活し，自分の人生を選択する機会を得ることもなかった。現在，精神医療改革がなされ，地域精神医療を中心に，早期退院が促進されるようになった。この中で長期入院をしていた精神に障害をもつ人が，生活できるような整備された環境の提供はまだ十分ではない。

2) 精神医療における処遇の問題

　精神医療において重大な他害行為の防止のため，あるいは自傷他害の防止のために対象者自身が十分に納得しないまま強制的な入院医療が必要になることがある。このように対象者自身が納得しないままの入院の場合，最小限にとどめられるが，その治療過程において事故を防止する目的で行動制限が行われる。行動制限が行われるのは，自傷他害のリスクが高い場合のほか，転倒や転落のリスクが高く骨折などの危険が大きい場合，水分の過剰摂取により意識障害を来すリスクが高い場合，行動制限をしなければ身体症状が悪化するリスクが高い場合などで，いずれの場合も精神保健

福祉法に基づいて精神保健指定医によって実施されている。しかし，精神に障害をもつ人は，その病状から自己主張することが少なく，受動的になりやすいために説明が不足する状況も起こりやすく，看護職者の倫理的葛藤が生じやすくなっている。

3) 患者の権利擁護

わが国の医療に関する法律は，国民の生存権及び国の生存保障義務を規定した憲法第25条に基づいている。精神保健福祉法第4節第36条〜第40条における「精神科病院等における処遇等」については，憲法第12条で保障している国民の自由や権利を奪うことになる。しかし，このことについて憲法第31条で法定手続きの保障の規定があり，この規定は刑事手続きだけではなく行政手続きにも準用，類推適用すべきであるという判例・通説から判断されている。

このほかに人々が有している権利は，以下のとおりである。
①良質な医療を受ける権利
②選択の権利
③十分な説明を受けたうえで自己決定する権利
④自己の健康状態や治療などについて知る権利
⑤健康教育を受ける権利
⑥秘密を保持する権利

4) 人権を尊重する看護

看護師は，看護の対象となる人々の権利をよく理解し，対象者を擁護する立場にあることを自覚することが重要である。

説明されたことを一度にすべて理解できる対象者ばかりではない。そのためできるだけわかりやすく説明を行うことや，一度に説明するのではなく，内容を区切ったり，提供する機会を多くもったりすることが重要である。その対象者がどの程度理解できているのか話し合いをもつことも必要となる。その際，自己表現が不十分な対象者もいることから，時間をかけて自己表現を促したり，話しやすい環境を整えることも重要な援助になる。対象者が自己決定できるように支援することも看護師の重要な役割である。自己決定に際して決定したことに自信のない対象者も多い。その際，自己決定のプロセスを確認し，自己決定できたことの重要性を伝え，支持することも必要となる。また一度決定しても変更が可能なことも多いことを話

し，自己決定する際に全部自分で決めるのではなく，信頼できる家族など
の他者に相談するのも良いのではないかと提案することも大切である。

　対象となる人々の意思を尊重しながら，他の専門職者と情報を共有した
り調整したりすることも必要になる。さらに他の保健医療福祉関係者への
働きかけを行う。対象者の代弁者としての機能も看護師の重要な役割では
あるが，対象者自らが自分のことばで表現できるように支え，励ますこと
ができるように支援することがもっとも重要である。

（森 千鶴）

4. 精神医療を取り巻く法律

　精神医療では，非自発的入院（強制入院）や隔離・身体拘束などの行動制
限を行うことがある。これらは法律に基づいて行われており，精神科医療・
看護を実践するためには，これらを取り巻く法律を理解することが非常に
重要となる。

　わが国の精神科にかかわる最初の法律は1900（明治33）年の精神病者監護
法である。この法律は，精神病者の不法監禁の防止を目的としており，家
族などの監護義務者が精神病者を私宅や病院に監置するには地方長官（い
までいう都道府県知事）の許可を得る必要があるとした法律であり，医療
に関する規定はなかった。この法律により，私宅監置が認められてしまっ
ていた。1919（大正8）年に精神病院法が制定され，公立病院を設置するとの
規定が設けられたが，整備は進まず私宅監置は続いていた。その後，精神
保健対策は進まず，特に戦時中は精神病者の保護はまったく顧みられなか
った。

　戦後，欧米の精神衛生に関する知識の導入や新憲法の成立により，精神
障害者の保護と精神保健の必要性から1950（昭和25）年に精神衛生法が制定
され，精神病者監護法，精神病院法が廃止された。精神衛生法は精神障害
者の医療と保護に関する総合的な法律であり，この法律の制定により私宅
監置が禁止された。精神衛生法により精神衛生相談所，訪問指導，措置入
院，精神衛生鑑定医の制度が導入され，都道府県立精神科病院の設置が義
務づけられた。その後，1965（昭和40）年に精神衛生法は一部改正され，精
神衛生センターが設置され，通院医療費公費負担制度が導入され，入院中
心の医療から地域におけるケアを中心とする体制へと舵をきっていった。
そのような中，1984（昭和59）年の宇都宮病院で起きた人権侵害事件を契機

とし，精神障害者の人権に配慮した適正な医療と保護の確保が重要視され，1987（昭和62）年に精神衛生法は精神保健法に改正された。精神保健法では任意入院，精神保健指定医，精神医療審査会制度が導入された。

1993（平成5）年に障害者基本法が成立し，身体障害者，知的障害者とならび，精神障害者は障害者として位置づけられ，福祉の対象となった。このことを受け，1995（平成7）年に精神保健法は精神保健福祉法に改正され，社会復帰施設や精神障害者保健福祉手帳制度などの福祉施策が導入された。2003（平成15）年には医療観察法が成立し，心神喪失・心神耗弱を理由に重大な他害行為（6罪種：殺人，放火，強盗，不同意性交，不同意わいせつ，傷害）を行った精神障害者への医療と観察が国の責任により行われることが定められた。2005（平成17）年に成立した障害者自立支援法では，身体・知的・精神の障害の種別を問わず自立支援のための福祉サービスを提供することになり，精神保健福祉法における地域生活支援は障害者自立支援法に移管された。2006（平成18）年に障害者権利条約が国際連合で採択された（日本は2007（平成19）年署名）。障害者権利条約は障害者の人権や基本的自由の享有を確保し，障害者の固有の尊厳の尊重を促進することが目的とされている。それまでは，障害者の生活上の制限は心身機能の障害に起因するととらえられていたが，障害者権利条約では，社会における様々な障壁により制限が生じているとする「社会モデル」の考え方が基になっている。これ以降，日本では精神保健医療福祉にかかわる法律が整備されてきている。2011（平成23）年に障害者基本法が改正され，2012（平成24）年には障害者自立支援法は障害者総合支援法に改正された。また，2013（平成25）年には障害者差別解消法が成立し，障害者雇用促進法が改正された。2013（平成25）年には精神保健福祉法が一部改正され，保護者制度の廃止や医療保護入院の見直しなどが行われた。これらの法整備を受けて，2014（平成26）年1月20日に日本は障害者権利条約を締結し，2月19日に条約がわが国でも効力を発生している。

5. 精神保健福祉法の概要

精神保健福祉法（正式名称：精神保健及び精神障害者福祉に関する法律）は精神科医療における現行の根拠となる法律であり，精神看護を行う者にとっても大変重要な法律である。精神保健福祉法の目的は，①精神障害者の医療及び保護を行うこと，②障害者総合支援法とともに精神障害者の社

会復帰の促進，自立と社会経済活動への参加の促進のために必要な援助を行うこと，③すべての国民の精神的健康の保持及び増進や精神疾患の発生の予防に努めることである。

この法律において，精神障害者とは，統合失調症，精神作用物質による急性中毒又はその依存症，知的障害，精神病質そのほかの精神疾患を有する者を指している。精神保健福祉センター，地方精神保健福祉審議会及び精神医療審査会，精神保健指定医，精神科病院，医療及び保護，精神科病院における処遇等，精神障害者保健福祉手帳，精神保健福祉相談員，精神障害者社会復帰促進センターについて規定されている。

精神保健福祉法は成立以来何度も改正が重ねられてきており，近年では2013（平成25）年に精神障害者の医療に関する指針の策定，保護者制度の廃止，医療保護入院における入院手続き等の見直しがされている。さらに，2022（令和4）年の改正では，医療保護入院の項（p.127）で示す変更の他に，これまで努力義務であった地域援助事業者への紹介が義務化され，都道府県による入院者訪問支援事業も実施されることになっている。さらに，精神科病院における虐待防止に関する事項が新設された。

6. 精神保健指定医・特定医師

精神保健指定医（指定医）は厚生労働大臣により精神保健福祉法に関する職務を行うために必要な知識及び技能を有する者として指定された医師であり，精神保健福祉法第18条によって規定されている。指定医は，精神科における臨床医としての実務経験3年以上を含む，医師としての臨床経験が5年以上あり，厚生労働省令で定めた研修課程を修了し，厚生労働大臣によって指定される必要がある。その職務は医療保護入院などの入院の必要性の判断や行動制限の必要性の判断，さらにはみなし公務員として措置入院の必要性の判断を行うことである。措置入院や医療保護入院などの非自発的入院を行う精神科病院には指定医を常勤として配置する必要がある。

このように指定医は精神科医療において重要な位置づけであるが，指定医が不在時のために特定医師が定められている。特定医師は精神科臨床2年以上を含む4年以上の臨床経験があり，都道府県知事の定める特定病院に勤務する医師である。特定医師は，特定病院において，指定医に代えて任意入院患者の退院制限や医療保護入院，応急入院に関する診察の一部を行うことができる。

7. 精神科の入院形態

　精神科病棟における入院形態は精神保健福祉法にて規定されている。精神科の入院形態は自発的入院と非自発的入院（強制入院）に分けられる。自発的入院には任意入院があり，非自発的入院には，措置入院，緊急措置入院，医療保護入院，応急入院の4種の入院形態がある。臨床においては，任意入院と医療保護入院の患者の数が多い。

1) 任意入院（精神保健福祉法第20条）

　人権擁護の観点から，精神科病院への入院においてインフォームドコンセントを得ることが原則であり，患者の意思に基づく精神科病院への入院形態である。病院の管理者は入院の際に，退院請求権等を記載した書面を用いて説明を行い，患者から任意入院同意書を受け取る手続きが必要である。

　任意入院の患者は退院の申し出をすれば退院できるのが原則であるが，精神保健指定医が診察し患者の医療及び保護のために入院の継続が必要と判断した時は72時間に限って退院を制限することができる（図1）。精神保健指定医が不在で特定医師が代わって診察した場合は12時間に限って退院を制限することができる。その後も退院の制限が必要な時は，精神保健指定医は，患者に入院継続の必要性を説明するとともに，場合によっては医療保護入院などの非自発的入院に入院形態を切り替えることになる。

2) 措置入院（精神保健福祉法第29条）

　入院させなければ自傷他害のおそれのある精神障害者に対する医療と保護のため，都道府県知事の権限と責任のもと，精神科病院に強制入院させる入院形態を措置入院という。措置入院の必要性の判断については，規定による通報があり，精神保健指定医2名以上の診察の結果が一致しなければならない。入院の告知には，都道府県知事名の書面が使用される。措置入院では，措置解除となるまで退院することはできず，一般的に措置解除となるには精神保健指定医の診察の結果，自傷他害のおそれが消失したと判断される必要がある（図2）。

3) 緊急措置入院（精神保健福祉法第29条の2）

急を要するものの，夜間や休日など，措置入院の入院要件を満たすことができない場合に，都道府県知事が自傷他害のおそれのある精神障害者またはその疑いがある者を精神保健指定医1名の診察の結果に基づいて72時間に限って入院させることができる入院形態が緊急措置入院である。緊急措置入院は72時間の時間制限があるため，都道府県知事は速やかに措置入院に移行させるか，または他の入院形態に変更後入院を継続させる等の決定をしなければならない。

4) 医療保護入院（精神保健福祉法第33条）

医療保護入院とは，精神保健指定医の診察の結果，自傷他害のおそれは

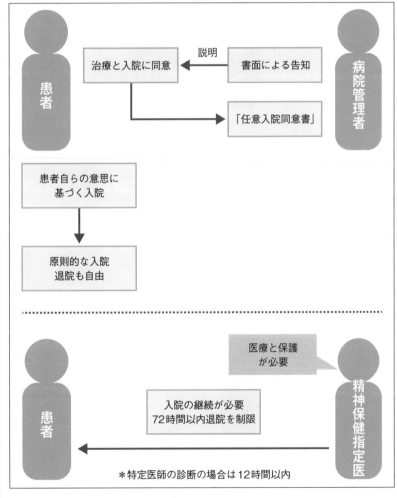

▲ 図1　任意入院（第20条による）

ないがそこまでの症状がなくても医療及び保護のため入院させることが必要であると判断し，患者本人の入院の同意が得られず強制入院させる必要があるとき，患者の家族等のうちいずれかの者，または居住地の市町村長の同意に基づいて行う入院形態である。しかし，どのような場合に医療及び保護が必要といえるのかについては具体性がなく，手続きも比較的簡単であるために社会的入院を助長させる原因の一つになっていた。そこで，2014（平成26）年の改正により医療保護入院が見直され，入院当初から早期

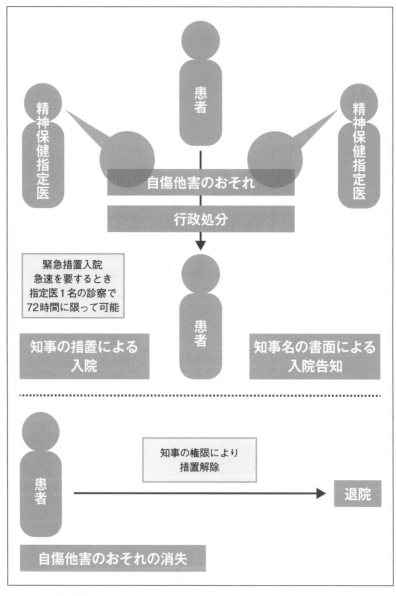

精神保健指定医　患者　精神保健指定医

自傷他害のおそれ

行政処分

緊急措置入院
急速を要するとき
指定医1名の診察で
72時間に限って可能

患者

知事の措置による
入院

知事名の書面による
入院告知

患者

知事の権限により
措置解除

退院

自傷他害のおそれの消失

▲ 図2　措置入院（第29条による）

退院を目指した手続きが導入された（図3）。精神科病院の管理者は入院後10日以内に，同意した家族等の同意書を添付した入院届を都道府県知事に提出しなければならないが，この届出には医療保護入院者の退院後の生活環境に関する相談及び指導を行う退院後生活環境相談員の氏名を記載し，入院予定期間を記載した入院診療計画書を添付することとなった。

また，入院診療計画書に記載した入院予定期間を経過する場合等には，院内の審査会（退院支援委員会）を開催して入院継続の必要性，入院期間の更新等を審議することとされた。退院準備に関しては，退院後に利用するサービスについて退院前から相談し，円滑に地域生活に移行することができるよう地域援助事業者との連携が義務付けられた。

2022（令和4）年の改正により，2023（令和5）年4月から医療保護入院の書

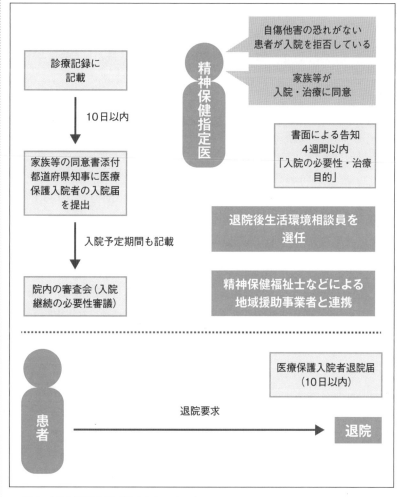

▲ 図3　医療保護入院（第33条による）

面での通知に際し，入院措置となる理由を通知することおよび，通知先に患者本人だけでなくその家族等も含まれることになった。また，入院時に同意する家族等からDV加害者が除外された。2024（令和6）年4月からは家族等が同意・不同意の意思表示をしない場合でも市町村長同意による医療保護入院を可能にし適切な医療が提供できるようするほか，医療保護入院の入院期間が定められ，期間ごとに入院の要件が確認されることになる。

5）応急入院（精神保健福祉法第33条の7）

　応急入院とは，他の入院形態の要件を満たさないが，直ちに入院させなければ医療及び保護を図るうえで著しく支障があると精神保健指定医が判断した場合に，応急入院指定病院へ72時間以内に限り強制入院を可能にしたものである。緊急性，重大性が高いときの対応として設けられた入院形態で，意識障害や昏迷状態等を想定して制度化したものである。なお，精神保健指定医が不在の際，特定医師が診察して入院の必要性を判断した場合は，12時間以内に限り応急入院として強制入院させることができる。

（菅谷智一）

8.　隔離

1）隔離の概要

　隔離とは，内側から患者本人の意思によっては出ることができない部屋の中へ1人だけ入室させることにより当該患者を他の患者から遮断する行動の制限をいう（厚生省告示第129号）。隔離により本人または周囲の者を危険な状態から守り，保護することで，様々な刺激を避け，安静が保てるようにする。隔離は，隔離室（保護室）だけでなく，個室あるいは多床室でも行うことができる。隔離は精神保健指定医（12時間を超えない隔離にあっては医師）が必要と認める場合でなければ行うことができない。

　なお，本人の意思により閉鎖的環境の部屋に入室させることもあるが，これは隔離には当たらない。この場合，本人の意思による入室である旨の書面を得なければならない。

2）隔離の目的

　隔離は，患者の症状から本人又は周囲の者に危険が及ぶ可能性が著しく高く，隔離以外の方法でその危険を回避する事が著しく困難であると判断

される場合に，その危険を最小限に減らし，患者本人の医療又は保護を図ることを目的として行われる。患者の症状からみて，医療または保護を図るうえでやむを得ずなされるものであって，制裁や懲罰あるいは見せしめのために行ってはならない。

3) 隔離の対象となる患者

　隔離の対象となる患者は，以下のように定められている（厚生省告示第130号）。

①他の患者との人間関係が患者の病状の経過や予後に著しく悪影響を及ぼす場合

②自殺企図又は自傷行為が切迫している場合

③他害行為や迷惑行為，器物破損行為が認められ，他の方法では防ぎきれない場合

④不穏，多動，爆発性が目立ち，一般の精神病室では治療が困難な場合

⑤身体合併症治療の検査及び処置等のために，隔離が必要な場合

4) 遵守事項

　隔離を行うに当たっては，以下の事項を遵守する（厚生省告示第130号）。

①隔離を行っている閉鎖的環境の部屋にさらに別の患者を入室させてはならない。既に患者が入室している部屋に隔離のために他の患者を入室させてはならない。

②隔離を行う場合は患者本人に隔離を行う理由を知らせるよう努める。隔離を行った旨とその理由，開始した日時及び解除した日時を診療録に記載する。

③定期的な会話等によるスタッフの注意深い臨床的観察と適切な医療及び保護が確保されなければならない。

④洗面，入浴，掃除等患者及び部屋の衛生の確保に配慮する。

⑤隔離が漫然と行われる事がないように，医師は原則として少なくとも毎日1回診察を行い，必ず所見を診療録に記載する。

5) 隔離の看護

(1) 隔離の際の看護

　OP：

①隔離に至った症状（入室理由）。

②興奮の程度（声の上ずり，大きさ，会話の速さ，筋肉の緊張度，動作の大げささ）。

③精神保健指定医（隔離が12時間以上の場合）又は医師（隔離が12時間以内の場合）からの説明内容や入室日時。

④自殺念慮や自傷に関する訴え。

⑤危険物（鋭利なもの，洗剤や薬品，ライターなどの火器類，紐やコードなど自殺自傷行為に使用できそうなもの）の所持。

TP：

①入室前には，隔離指示の内容を確認する。

②隔離を行う部屋の清潔や安全を確認する。

③ひどい扱いを受けたと感じることがないように患者の尊厳を保つとともに，プライバシーに配慮し，手際よく行動する。

④患者が興奮している場合には，興奮をさらにエスカレートさせないようコミュニケーション技術を駆使してかかわる。

⑤急な攻撃行動がおこっても，患者と医療者双方が安全を維持できるよう，リスクを予測して，適切な人数（少なくても3名以上が望ましい）で注意してかかわる。

⑥身体傷害のリスクが高いため，ボディーチェックを行い，危険となるものは預かる。

⑦隔離に至った症状の観察内容（入室理由）や入室日時，診察を行った精神保健指定医又は医師名を看護記録に記載する。

EP：

①隔離を行う理由を十分に説明することで理解を促し，なぜ自分が隔離されないといけないのかと感じる敵意の気持ちや閉じ込められる不安や恐怖を軽減する。

②隔離解除の基準について説明し，理解を促す。

(2) 隔離中の患者の看護

OP：

①全身状態の観察（バイタルサイン，食事摂取量，水分摂取量，排泄の回数・量と性状，意識レベル，身体外傷の有無）。

②精神病症状，特に隔離を必要としたときの精神病症状（入室理由となった症状）の持続の程度。

③服薬状況と副作用の有無。

④室内での活動量や過ごし方。

⑤睡眠状況。

⑥拘禁反応（拘禁者にみられる幻覚妄想，的外れ応答，もうろう状態等）出現の有無。

TP：

①頻回に観察を行う（財団法人日本医療機能評価機構では，最低1時間に2回の観察を求めている）。

②静かな環境を提供するとともに，患者の人権に配慮する。

③職員の入室は原則2名以上とし，不用意なドアの開閉は行わない。

④患者からのコールには速やかに対応し，安心感を与えられるよう接触を多くもつ。

⑤落ち着いた態度で接し，隔離の介入後信頼関係が崩れないように努める。

⑥行動の観察や会話時の表情や内容などから精神病症状の把握に努める。

⑦室内に破損箇所や異物がないか点検し安全を整える。

⑧室内の衛生環境を整える（室温，換気，照明などを適切に保ち，清潔を保つ）。

⑨私物の持ち込みについては医師の指示を受けるとともに，職員間の情報共有をはかる。

⑩行動範囲が制限されることにより低下するADLを補うため，日常生活行動面の援助を行う（食事摂取，水分補給（1日2L程度），入浴，洗面，排泄，活動と休息の援助，服薬）。

⑪隔離を必要としたときの精神病症状（入室理由となった症状）の現在の状況から，同様の行為が行動化される可能性がどの程度あるのかをアセスメントする。

⑫隔離を最小限に止めるために，隔離解除目標がどの程度達成されているかを，医師を含めたカンファレンスで定期的に評価・検討を行う。

EP：

①隔離の不満を訴える場合は，現在置かれている立場が，辛い状況であることに共感しながら，指定医が記録した隔離の理由をたとえ何回でも繰り返し患者に説明する。

②隔離中でも制限されない権利があることを，わかりやすく説明する。

③どのようになれば，一時的な開放処遇や隔離終了になるのか，治療方針を具体的にわかりやすく説明し，隔離解除目標の達成度を共有する。

④なぜ隔離になったのか，今どのように感じているか等，現在の治療に対する受け止めや考えを表出できるように促す。

⑤家族には，隔離室使用の状況を丁寧に説明し，理解を得る。精神保健福祉法に則り，隔離中でも制限されない権利と制限される部分について説明し，必要な協力を得る。

(3) 隔離解除後の看護

OP：

①緊張や消耗の程度。

②精神病症状，特に隔離を必要としたときの精神病症状（入室理由となった症状）の再燃の有無。

③ふらつきなどの身体症状の有無。

④全身状態の観察（バイタルサイン，食事摂取量，水分摂取量，排泄の回数・量と性状，意識レベル，身体外傷の有無）。

⑤服薬状況と副作用の有無。

⑥活動範囲が広がったことによる活動量の変化や休息の取り方。

⑦日中の過ごし方，他者との交流の有無。

⑧睡眠状況。

TP：

①洗面，入浴，寝具交換などの一時的な隔離中断の際は，患者の行動観察や会話時の表情や内容から，隔離を必要とした時の精神病症状（入室理由となった症状）の再燃の有無に注意してかかわる。

②一時的な隔離中断時の様子から，隔離解除目標がどの程度達成されているかを，医師を含めたカンファレンスで評価する。

EP：

①隔離について患者とともに振り返る。

　隔離という事態になった今回のプロセスを振り返ることで，どういうきっかけで病状が悪くなったのか，隔離にどんな意味があったのか，これからまた同じような状態になった時には隔離という手段の前にどんな対処がとれるのか，などの病状悪化時のプランを考えていくことができる。看護師は焦らず共に考えていく援助者の姿勢を示し，信頼関係を深めていくことで，患者を心理教育などの今後の治療プログラムにつなげていくことができる。

9. 身体的拘束

1) 身体的拘束の概要

　身体的拘束とは，衣類又は綿入り帯等を使用して，一時的に当該患者の身体を拘束し，その運動を抑制する行動の制限をいう（厚生省告示第129号）。身体的拘束は，時間の長短にかかわらず，精神保健指定医が必要と認める場合でなければ行うことができない。使用されるのは「特別に配慮して作られた衣類又は綿入り帯等」と告示には定められているが，現在はマグネット式拘束用具が主流である。部分的または段階的な解除が可能で，身体各部位の可動域を調節でき，着脱も容易で，安全性も高いという利点がある。

2) 身体的拘束の目的

　身体的拘束は，患者の生命の保護及び重大な身体損傷を防ぐことを目的に，やむを得ず行う行動の制限であり，できる限り早期に他の方法に切り替える必要がある。制限の程度が強く，二次的な身体的障害を引き起こす可能性もあるので，代替方法がない場合にのみ行うことができる。決して制裁や懲罰あるいは見せしめのために行ってはならない。

3) 身体的拘束の対象となる患者

　身体的拘束の対象となる患者は，以下のように定められている（厚生省告示第130号）。
①自殺企図又は自傷行為が著しく切迫している場合
②多動又は不穏が顕著である場合
③そのまま放置すれば患者の生命にまで危険が及ぶおそれがある場合
　身体的拘束は，自己や他者への攻撃行動や物への破壊行動のリスクが間近に差し迫っていて，患者の生命を保護するために他に代替え手段がない場合，最終的に判断される行動の制限である。実際には重篤な身体疾患あるいは検査のため身体治療あるいは安静が必要であるが，精神病症状のために必要な医療行為を行うことが困難な場合，身体管理のために拘束が必要となるケースがある。

4) 遵守事項

　身体的拘束を行うに当たっては，以下の事項を遵守する（厚生省告示第

130号)。

①当該患者に対して身体的拘束を行う理由を知らせるよう努めるとともに，身体的拘束を行った旨及びその理由並びに身体的拘束を開始した日時及び解除した日時を診療録に記載する。

②身体的拘束を行っている間は，原則として常時の臨床的観察を行い，適切な医療及び保護を確保しなければならない。

③身体的拘束が漫然と行われることがないように，医師は頻回に診察を行う。

5) 身体的拘束の患者の看護

(1) 拘束の際の看護

OP：

①身体的拘束に至った精神病症状 (拘束理由)。

②注意の転導性 (注意がどのくらいコミュニケーションに向けられるか)。

③興奮の程度 (声の上ずり，大きさ，会話の速さ，筋肉の緊張度，動作の大げささ)。

④精神保健指定医からの説明内容や拘束開始日時。

⑤危険物 (鋭利なもの，洗剤や薬品，ライターなどの火器類，紐やコードなど自殺自傷行為に使用できそうなもの) の所持。

⑥攻撃行動に使用されそうな物とその位置。

⑦建物の構造，出入口の把握。

TP：

①患者の過去の自己や他者への攻撃行動や破壊行動歴を把握し，どのような行動が起こる可能性があるかをアセスメントする。

②複数 (5名以上) のスタッフをそろえ，あらかじめ役割分担を決めておく。リーダー役1名が，患者への説明およびスタッフへの指示を出し，他のスタッフはリーダーの指示を受けて動く (あらかじめ暴力防止トレーニングを受け，訓練して実践することが望ましい)。

③スタッフの身に着けているもので，患者やスタッフを傷つける可能性のあるもの (眼鏡，ボールペン等) や不要なものは取り外す。

④患者の現在の周辺環境から拘束を実施する場所までの環境に配慮する (動線を最短にする，取り除くべき危険物を除去し安全なスペースを確保する，患者のプライバシーに配慮，他患者の安全を確保)。

⑤他の患者への説明や恐怖や不穏を訴える患者への配慮に回るスタッフの

　人員を確保できるとよい。

⑥拘束を行う病室や患者の手の届く範囲の環境を整える。

⑦拘束指示の内容，部位等を確認する。

⑧拘束の箇所と用具が適切であるか確認し，あらかじめベッドにセットしておく。

⑧精神保健指定医の診察の結果，身体的拘束の指示が出た場合には，興奮をさらにエスカレートさせないようコミュニケーション技術を駆使しながら，拘束を行う理由を丁寧に説明し，理解と協力を求める。

⑨ひどい扱いを受けたと感じることがないように患者の尊厳を保つとともに，患者の両脇にスタッフが寄り添い，拘束する部屋へ安全に手際よく誘導する。

⑩患者の協力が得られず，拒否や攻撃が強い場合には，暴力への身体的介入を実施して拘束する部屋まで患者を移送する。

⑪患者を仰臥位にし，ボディチェックを行い，危険物になる可能性のあるものを預かる。

⑫頭部，上下肢の関節を各スタッフが固定し，上肢から素早く拘束をしていく。

⑬拘束を行った時間と理由，指定医の氏名を看護記録に記載する。

　EP：

①身体的介入を行う場合には，常に丁寧に説明し，患者の不安や恐怖を除去する。

(2) 身体的拘束中の患者の看護

　OP：

①緊張や消耗の程度。

②精神病症状，特に拘束を必要としたときの精神病症状の持続の程度。

③全身状態の観察（バイタルサイン，食事摂取量，水分摂取量，排泄の回数・量と性状，意識レベル）。

④服薬状況と副作用の有無。

⑤身体拘束中に起こるリスクの高い身体合併症へのケアプランOP項目（表1）。

⑥睡眠状況。

　TP：

①頻回に観察を行う（公益財団法人日本医療機能評価機構では，1時間に4回の観察を基準として求めている）。

▼表1　身体的拘束中に起こるリスクの高い身体合併症へのケアプラン

内容		機序	OP	TP
運動器障害	廃用性筋萎縮，関節の拘縮	長期臥床や同一体位を長時間取ることにより，筋肉量の低下が急激に起こる。	・関節拘縮，筋の萎縮の有無	・最低2時間間隔の体位変換を行う。
			・関節痛・筋肉痛，しびれ，ふらつきの有無	・拘束帯を定期的に一時解除し，自動〜他動運動を積極的に行う。
循環障害	末梢の血行障害，神経麻痺	拘束帯を強く締めすぎたり，布団などで不適切に圧迫されることにより，末梢の血行障害や神経圧迫による麻痺が起こる。	・うっ血，浮腫の有無	・症状がみられたときは一時的解除を行い，循環を促す。適切な強さで再装着を行う。
			・知覚異常の有無	・拘束位置に注意し，良肢位を保つ。
			・しびれ・疼痛の有無	
	深部静脈血栓症，肺塞栓症	精神病症状や興奮による脱水，拘束による長期臥床により血栓を形成し，下腿深部静脈でできた血栓が活動開始と共に流れることで肺動脈を閉塞し，急性呼吸不全が起きる。肺塞栓症は致死率が高いため，予防のための看護ケアが重要である。初発症状に注意し，早期発見に努める。	・深部静脈血栓症の初発症状として下肢の緊満感・浮腫・疼痛の有無	・水分摂取（一日2ℓ程度）を促す。
				・患者の状態の良い時に，下肢の運動を積極的に行う。
				・弾性ストッキングの着用
			・肺塞栓症の初発症状として呼吸苦・呼吸困難・胸部の違和感・疼痛の有無	・間欠的下肢圧迫装置の使用（下肢へのマッサージ）
				・心電図モニター，経皮酸素モニターの装着
				・血液検査（Dダイマー測定）
				・予防的薬物投与（ヘパリン）
皮膚障害	褥瘡，皮膚トラブル	長期臥床や同一体位を長時間取ることにより，骨突出部位とベッドの摩擦や局所の組織障害が起こる。過度の締め付けや患者の体動により拘束帯装着部位に皮膚トラブルが起こる。	・褥瘡，同一体位による皮膚トラブルの有無	・最低2時間間隔の体位変換を行う。
			・拘束箇所の発赤や水疱，体動による擦過傷の有無	・エアマットレスを使用し除圧を行う。
			・栄養状態	・皮膚の湿潤を避け，清潔に保つ。
			・褥瘡発生予測評価（ブレーデンスケールなど）	・拘束帯を一時的に解除したり，皮膚トラブル部位の保護を工夫し，苦痛の軽減を図る。
呼吸障害	呼吸器感染症，誤嚥性肺炎，窒息	仰臥位での拘束中に口腔内の貯留物や吐物などが誤って肺内に吸引されて引き起こされる。不適切および不完全な拘束により，首が引っかかり，呼吸抑制や窒息が起こる可能性がある。	・呼吸困難，咳嗽，胸痛，チアノーゼ）の有無	・口腔ケアを行い口腔内を清潔に保つ。
			・拘束箇所（緩み，引っかかり，過度な締め付け等）の異常の有無	・嚥下の状態によって食事の形態を工夫する。
				・食事摂取時は可能な限り座位とする。食後2時間は上体を挙上したり，側臥位にするなど体位の工夫をする。
				・中途半端に緩めず，適切に拘束を実施する。

内容		機序	OP	TP
消化器障害	便秘, イレウス	長期臥床や向精神薬の副作用等により腸蠕動運動の低下が起こる。	・排便の量, 性状 ・腹部膨満感の有無 ・腸蠕動音聴取触診 ・下剤使用状況 ・食事水分摂取量	・排泄は可能な限り, 離床して行えるよう援助する。 ・水分摂取 (一日2ℓ程度) を促す。・腹部のマッサージ, 温罨法など・下剤の調節, 浣腸摘便など便秘時のケアを行う。
泌尿器障害	尿路感染症, 尿道裂傷	拘束中, 尿量の観察が必要とされる場合に尿道留置カテーテルを用いることがある。それにより上行性感染症や尿道裂傷が起こる可能性がある。	・水分出納チェック ・感染徴候	・無菌操作を徹底する。必要性の評価を行い, 早期に抜く。 ・排便や尿漏れ時は陰部の清拭を行う。
その他	ルートトラブル	身体管理のために, 末梢静脈ルートや尿道留置カテーテルなどのルートやモニター類を使用することがある。病状の悪い患者では, 患者自身でルート類を引っ張ったり, 力任せに抜いてしまったりすることがある。それによりルート抜去など管理トラブルの可能性がある。	・ルートの配置状態 ・刺入部位の状態 ・精神病症状 ・意識レベル	・ルートの配置を工夫する。 ・ルート刺入部の固定を工夫する。

②患者からの訴えには可能な限り耳を傾け, できることは速やかに対応し, 安心感を与えられるよう丁寧にかかわり, 信頼関係の構築に努める。

③拘束により患者の不安や恐怖, ストレスが増強しやすいため, 辛い気持ちや要望を表現できるようにかかわる。

④身体的拘束は制限の程度が強く, 二次的な身体的障害や事故を生じる可能性がある。身体拘束中に起こるリスクの高い身体合併症へのケアプランを表1に示す。

⑤行動範囲の制限により低下するADLを補うため, セルフケアの援助を行う (食事摂取, 飲水, 入浴, 洗面, 排泄, 活動と休息の援助, 服薬)。

⑥拘束の解除目標や時期について医師とともに検討する。

EP:

①拘束の理由とどのようになると拘束が解除されるのか, 方針を具体的にわかりやすく説明し, 理解を促す。

②拘束解除の目標となる具体的行動を患者と話し合う。

(3) 身体的拘束解除後の看護

OP:

①緊張や消耗の程度。

②精神病症状，特に拘束を必要としたときの精神病症状の再燃の有無。

③全身状態の観察（バイタルサイン，食事摂取量，水分摂取量，排泄の回数・量と性状，意識レベル，身体外傷の有無）。

④服薬状況と副作用の有無。

⑤活動範囲が広がったことによる活動量の変化や休息の取り方。

⑥日中の過ごし方，他者との交流の有無。

⑦睡眠状態。

TP：

①排泄や食事，入浴などの日常生活援助時には一時的な解除を試み，段階的に行動の範囲を拡大する。

②一時的な解除の際は，患者の態度言動を観察し，可能であればさらに解除時間を増やしていきながら，定期的な評価を行い，できる限り早期に拘束解除できるようにする。

EP：

①拘束について患者とともに振り返る。

　拘束という事態になった今回のプロセスを振り返ることで，どういうきっかけで病状が悪くなったのか，拘束したことにどんな意味があったのか，これからまた同じような状態になった時には拘束という手段の前にどんな対処がとれるのか，などの病状悪化時のプランを考えていくことができる。看護師は今回の体験をねぎらい，病状悪化時の対処方法を共に考えていくことで，回復への援助に役立てることができる。

（福島里実）

引用・参考文献
1）岡崎寿美子，小島恭子編：ケアの質を高める看護倫理. 医歯薬出版, 17, 2002.
2）佐藤登美：今，求められる看護職の倫理. 月刊ナースマネジャー, 6 (10), p.6-10, 2005.
3）田中留伊：行動制限. エビデンスに基づく精神科看護ケア関連図. 中央法規, 208－215, 2008.
4）日本精神科看護技術協会監修：実践精神科看護テキスト⑩ 行動制限最小化看護. 精神看護出版, 66－91, 199－205, 2007.
5）川副泰成：行動制限. 精神看護エクスペール17精神看護と法・倫理. 中山書店, 38－42, 2006.
6）一般社団法人日本精神科看護協会監：新・看護者のための精神保健福祉法Q＆A. 16－24, 中央法規, 2015.
7）川野雅資編著，精神看護学Ⅱ精神臨床看護学（第6版）. ヌーベルヒロカワ, 194－199, 2015.
8）鈴木啓子，河内俊二：パーフェクト臨床実習ガイド精神看護 第2版リスクマネジメント身体拘束. 照林社, 191－195, 2015.

コラム

危機理論

　危機を取り巻く心理反応を示した危機理論は，自我心理学や生理学を理論的基盤としてリンデマン（Lindemann）やキャプラン（Caplan）などの代表的な研究者が構築した。危機は「人が困難な状況に直面し，通常の問題解決方法では克服できないときに発生して，強い不安・緊張及び情緒的混乱を伴うもの」をいう。人は強いストレスに対し対処行動をとって心理的均衡を保とうとするが，状況を克服できず危機に陥ると不安レベルがもっとも強いパニック状態となることがある。その結果，健康な人でも一時的に認知障害や思考過程の混乱を示し，生理学的にも内分泌系・自律神経系に影響して呼吸や心拍数，血圧の上昇などを発生させる。その後，危機に直面した人は4～6週間のうちに何らかの結末を迎え，多くは一定の段階を経て回復に向かう。しかし，心的外傷後ストレス障害（PTSD），病的悲嘆反応が出現することもある。このように危機の発生や回復には個人差があり，自我の現実適応能力や周囲の環境が影響する。看護師は，明らかに危機を引き起こす出来事に遭遇した人に対して，危機をどう回避するかという視点，危機をどう克服するかという視点からケアを検討することが必要となる。

　がんの告知を受けた人や子どもの障害を知った母親，大規模災害にあった人などは，突然急激な衝撃を受けて危機に陥る可能性がある。危機を回避するためには出来事に対する現実検討能力や社会的サポート，コーピング能力を評価して高めていくことが重要とされている。危機に陥った患者に対しては危険回避と安全の確保が最優先となる。医療チーム全体で患者の精神状態を慎重に判断しながら，患者の受容と自己成長をめざすケアを推進していく。

（宮木 良）

引用・参考文献
1) 小島操子：看護における危機理論・危機介入 フィンク／コーン／アグィレラ／ムース／家族の危機モデルから学ぶ改訂3版，金芳堂，1-16, 2013.
2) Greenberg.J.S, 服部祥子, 山田冨美雄監訳：包括的ストレスマネジメント．医学書院, 3-16, 2006.
3) 舘山光子編, 野川道子：看護実践に活かす中範囲理論．メヂカルフレンド社, 185-205, 2010.

2 地域精神保健医療と福祉

1. 地域精神保健

1) 概要

　地域精神保健（Community Mental Health）とは，精神疾患の発生や予防に地域全体で取り組み，精神障害をもつ人が普通の生活を送れるように地域で支えていこうという考え方である。Drakeら[1]によればCommunity mental health careは，①アクセス可能で受け入れやすい方法を用いた，住民の立場に基づくニーズへの取り組み，②精神疾患を経験した人の目標や強み基づいた構築，③適正な能力の支援，サービス，資源の幅広いネットワークの推進，④エビデンスに基づき，リカバリー志向であるサービスの重視などによって，地域住民のための精神的な健康を促進するために必要な原則と実践で構成される，と定義されている。

　過去には，精神障害者が特別な存在で差別や偏見の対象となった時代もあったが，現在では，精神障害者のケアは長期的なマネジメントが重要であるという認識が広まり，病院中心の医療からコミュニティを基盤としたヘルスケアと福祉サービスの統合へと向かってきている。これらの流れは家族会運動やセルフヘルプ運動など，当事者によるアドボカシー（権利擁護）運動と結びついて，今日の障害の有無に関係なく，普通の生活を送れるような社会を目指す「ノーマライゼーション」へとつながっている。

2) 背景

　精神医療は，過去長年にわたり施設収容処遇や入院治療を中心に提供されてきた。施設や病院などの閉鎖された狭い空間で長期間治療や介護を一方的に受けるだけの環境は，患者の施設症（institutionalism）を生み出し，人権侵害が社会的問題として注目されるようになった。また，クロルプロマジンをはじめとする抗精神病薬の導入により激しい興奮などが改善されやすくなり，治療者と病者の関係にも変化をもたらした。病気を抱えながら生活を送るという，患者の社会生活への働きかけが必要であるという認識をもたらすようになり，地域精神保健医療が促進された。

3) 海外と日本の比較

　欧米では，1950年代に州立精神病院の巨大化によって入院患者の施設症が問題となった。1963年に地域精神保健センターが設立され脱施設化運動，患者の権利擁護が促進された。閉鎖的な精神病院よりは地域共同体（コミュニティ）のなかで治療をするのが相応しいとするコミュニティ精神医学が生まれ，1955年から1970年の間に入院患者の約75%が退院ないし社会復帰施設へ移行した。この流れは世界に広がり，イタリアでは1978年に精神科医フランコ・バザーリアがトリエステ市の精神病院を廃止し，すべての精神病院が閉鎖された。精神科病院の新設，精神科病院への新規入院および再入院も禁止され，地域精神保健センターを設置し，予防・医療・福祉は原則として地域精神保健サービス機関で行うこととされた。

　一方で，日本における精神医療の歴史は，長らく病院収容型政策から脱却できずにいた。1950年の精神衛生法成立時に，医療者の配置基準を一般科の1/3とする医療法の精神科特例を設定し，さらに民間精神病院の設置・運営に国庫補助を行い精神科病床の充実をはかった結果，精神科病床が急増し入院中心の医療となった。精神科病院で看護職員らの暴行によって患者2名が死亡した宇都宮病院事件をきっかけとして患者の人権侵害，適切で開放的な医療の提供と社会復帰の促進の機運が生じた。1987年の精神保健法成立で法の目的・責務に「社会復帰促進」が明記され，1995年の精神保健福祉法成立で法の目的に「自立と社会参加の促進」という福祉の要素を位置づけ，精神障害者の社会復帰等のための福祉施策の充実や法律上の位置づけも強化された。

　多くの諸外国は脱施設化と患者の権利擁護が進められていたが，日本はこれらを通して遅まきながら改善が進められることとなる。しかし，入院患者の地域移行は十分には進まず，受入条件が整えば退院可能な社会的入院患者が約7万人も居ることが問題視され，2004年に厚生労働省精神保健福祉対策本部は「精神保健医療福祉の改革ビジョン」を提示した。「入院医療中心から地域生活中心へ」という方策を推し進めていくために，「国民の理解の深化」「精神医療の改革」「地域生活支援の強化」という柱が掲げられ，10年間で進めていくことが示された。精神病床の機能分化・地域生活支援体制の強化等，立ち後れた精神保健医療福祉体系の再編と基盤強化を図ることとされた。

4) 当事者・支援者が大切にするべきこと

(1) 当事者が知っておくと良いこと

　近年，精神障害者や精神障害領域の保健医療福祉分野の関係者の中で，精神障害者への支援のあり方を方向づける目標や理念として「リカバリー（recovery）」という言葉が使用されるようになっている。リカバリーは医療者が直接的に介入する現象ではなく，当事者の自己決定権を強く支持する概念である。当事者の自主性・決定権，自立性・責任，エンパワメントなどが重視され，リカバリーは当事者が行うもの[2]とされている。

　リカバリーの目的は，病気や障害を治すことや症状をなくすことではない。治療によって症状を和らげることはもちろん必要だが，何より大切なのは，本人が「こういう生活がしたい」という夢や希望を持ち，それを周囲が支えることである。たとえ精神疾患の症状が残っていても，症状とうまくつきあいながら，学校に通ったり，働いたり，結婚・子育てをしている人は少なくない。つまり，病気自体は治っていないがリカバリーはできる，という表現が可能であり，誰にでもリカバリーは可能である。

(2) 援助者が心得ておくべきこと－当事者中心の医療の実践

　リカバリーとは，「人が精神疾患からもたらされた破局的な状況を乗り越えて成長するという，その人の人生における新しい意味と目的を発展させること」[3]である。つまり，「精神障害者が，それぞれ，自分が求める生き方を主体的に追求すること」であり，医療関係者や福祉関係者には，当事者が夢や希望をもち，地域社会で自立した生活を送ることができるように支援することが求められる。

　そのためには，当事者の健康的な機能に目を向け，症状悪化に自分で対処できることや，楽に病気と付き合っていけるように，当事者のストレングスを活用した支援が重要となる。また，当事者のエンパワメントを高めることも重要である。エンパワメントにおける支援者の役割は，当事者が既に持っている力を正当に発揮できる環境づくりを本人と一緒に行い，当事者の能力を最大限発揮できるようにサポートすることである。支援者が本人に力をつけさせようと意図的に働きかけたり，問題を解決してしまうと，逆に自ら問題を解決していく力を失うというエンパワメントのパラドックスに陥ってしまう。当事者が夢や希望を持ち，地域社会での自立した生活を送ることができるように支援していくことが大切である。

2. 地域精神医療のサービスや資源

　精神障害者の地域での生活を実現するためには，福祉サービスの充実のみならず，住まい，医療，所得保障，雇用・社会参加，教育，権利擁護，バリアフリー，防災など，生活全般についての支援施策とともに，地域住民や家族の理解と支援が不可欠である。また，支援にあたっては，当事者自らがニーズを主張し，生活のあり方を決めるという「当事者主権」の視点に立つことが重要である。

　精神障害者の入院治療においては，日本では退院が回復の指標とされることが多いが，退院はゴールではない。退院の先，地域における生活を見据え，患者の生活に対する希望や目標，患者にとってのリカバリー，患者自身にとっての退院の意味を一緒に考え，退院への意志の形成を助けたり意欲を高めたりする働きかけが重要となる。ここでは，当事者の生活を支えるために利用できる主な社会資源やサービスを紹介していく。

1) 地域生活を支える法制度

(1) 障害者基本法

　障害者の自立や社会参加を支援するための施策について基本事項を定めた法律である。障害者の法律や制度について基本的な考え方を示している。

(2) 障害者の日常生活および社会生活を総合的に支援するための法律 (障害者総合支援法)

　地域社会における共生の実現に向けて障害福祉サービスの充実等障害者の日常生活及び社会生活を総合的に支援するため，障害者自立支援法を改正した法律である。障害者自立支援法では，障害種別ごとに異なるサービス体系が一元化され，障害者総合支援法でもその流れは引き継いでいる。障害者総合支援法による福祉サービスは，自立支援給付と地域生活支援事業の2つに大きく分けられる (図1)。

　自立支援給付とは，障害者が在宅や通所，入所の形で福祉サービスを利用した際に，行政が費用の一部を負担するもので，利用者へ個別に給付される。地域生活支援事業とは，個別の給付には該当しない事業や，障害者が住み慣れた地域で生活できるように，市区町村が中心となって各地域の状況に応じて実施される支援である。障害者総合支援法における障害福祉サービス一覧を表1に示す。

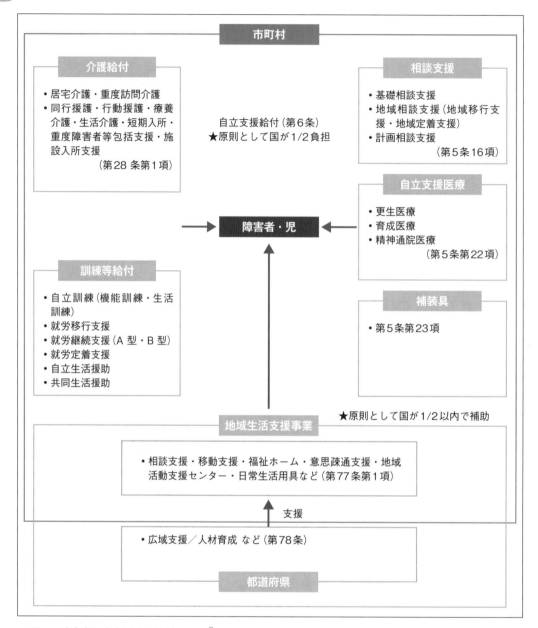

▲ 図1　障害者総合支援法の給付・事業[4]

(3)精神保健及び精神障害者福祉に関する法律(精神保健福祉法)

　　精神保健と精神障害者福祉について定めた法律である。精神障害者の医療及び保護，社会復帰の促進，自立と社会経済活動への参加の促進のための必要な援助，精神疾患の発生の予防や国民の精神的健康の保持及び増進により，精神障害者の福祉の増進，国民の精神保健の向上を図ることを目的としている。

▼ 表1 「障害者総合支援法」における障害福祉サービス[5]

介護給付	
居宅介護 (ホームヘルプ)	自宅で，入浴，排せつ，食事の介護等を行います。
重度訪問介護	介護重度の肢体不自由者又は重度の知的障害若しくは精神障害により，行動上著しい困難を有する人で常に介護を必要とする人に，自宅で，入浴，排せつ，食事の介護，外出時における移動支援，入院時の支援などを総合的に行います。
同行援護	視覚障害により，移動に著しい困難を有する人に，移動に必要な情報の提供（代筆・代読を含む），移動の援護等の外出支援を行います。
行動援護	自己判断能力が制限されている人が行動するときに，危険を回避するために必要な支援や外出支援を行います。
重度障害者等包括支援	介護の必要性がとても高い人に，居宅介護等複数のサービスを包括的に行います。
短期入所（ショートステイ）	自宅で介護する人が病気の場合などに，短期間，夜間も含め施設で，入浴，排せつ，食事の介護等を行います。
療養介護	医療と常時介護を必要とする人に，医療機関で機能訓練，療養上の管理，看護，介護及び日常生活の支援を行います。
生活介護	常に介護を必要とする人に，昼間，入浴，排せつ，食事の介護等を行うとともに，創作的活動又は生産活動の機会を提供します。
施設入所支援（障害者支援施設での夜間ケア等）	施設に入所する人に，夜間や休日，入浴，排せつ，食事の介護等を行います。
訓練等給付	
自立訓練	自立した日常生活又は社会生活ができるよう，一定期間，身体機能又は生活能力の向上のために必要な訓練を行います。機能訓練と生活訓練があります。
就労移行支援	一般企業等への就労を希望する人に，一定期間，就労に必要な知識及び能力の向上のために必要な訓練を行います。
A 型（雇用型）・B 型（非雇用型）	一般企業等での就労が困難な人に，働く場を提供するとともに，知識及び能力の向上のために必要な訓練を行います。雇用契約を結ぶ A 型と，雇用契約を結ばない B 型があります。
就労定着支援	一般就労に移行した人に，就労に伴う生活面の課題に対応するための支援を行います。
自立生活援助	一人暮らしに必要な理解力・生活力等を補うため，定期的な居宅訪問や随時の対応により日常生活における課題を把握し，必要な支援を行います。
共同生活援助(グループホーム)	共同生活を行う住居で，相談や日常生活上の援助を行います。また，入浴，排せつ，食事の介護等の必要性が認定されている方には介護サービスも提供します。さらに，グループホームを退居し，一般住宅等への移行を目指す人のためにサテライト型住居があります。
相談支援	
計画相談支援	障害福祉サービス等の申請に係る支給決定前に，サービス等利用計画案を作成し，支給決定後に，サービス事業者等との連絡調整等を行うとともに，サービス等利用計画の作成を行います。また，支給決定されたサービス等の利用状況の検証（モニタリング）を行い，サービス事業者等との連絡調整なども行います。
地域移行支援	障害者支援施設，精神科病院，保護施設，矯正施設等を退所する障害者，児童福祉施設を利用する18歳以上の者等を対象として，地域移行支援計画の作成，相談による不安解消，外出への同行支援，住居確保，関係機関との調整等を行います。
地域定着支援	居宅において単身で生活している障害者等を対象に常時の連絡体制を確保し，緊急時には必要な支援を行います。
地域生活支援事業	
相談支援	障害のある人，その保護者，介護者などからの相談に応じ，必要な情報提供等の支援を行うとともに，虐待の防止や権利擁護のために必要な援助を行います。また，（自立支援）協議会を設置し，地域の相談支援体制やネットワークの構築を行います。
意思疎通支援	聴覚，言語機能，音声機能，視覚等の障害のため，意思疎通を図ることに支障がある人とその他の人の意思疎通を仲介するために，手話通訳や要約筆記，点訳等を行う者の派遣などを行います。

日常生活用具給付等	障害のある人等に対し，自立生活支援用具等日常生活用具の給付又は貸与を行います。
移動支援	円滑に外出できるよう，移動を支援します。
地域活動支援センター	創作的活動又は生産活動の機会の提供，社会との交流の促進を行う施設です。
福祉ホーム	住居を必要としている人に，低額な料金で，居室等を提供するとともに，日常生活に必要な支援を行います。

(4) 発達障害者支援法

　自閉スペクトラム症，学習障害（LD），注意欠如・多動性障害（ADHD）などの発達障害の定義や支援の基本理念，具体的な支援制度等について定めた法律である。発達障害者の早期発見と支援を目的としている。

(5) 社会福祉法

　社会福祉の推進，社会福祉の目的や理念，原則等に関する事項の共通基礎概念を定めた法律である。社会福祉法人の設立や事業展開，社会福祉協議会設置の根拠となっている。

(6) 障害者の雇用の促進等に関する法律（障害者雇用促進法）

　障害者の職業リハビリテーション推進，障害者の雇用義務，差別の禁止や合理的配慮の提供義務等を定めた法律である。障害者の雇用促進，雇用の分野における障害者の均等な機会及び待遇の確保，障害者が自分の能力や適性に応じた職業に就き地域で自立した生活を送ることができること，障害者の職業の安定を図ることを目的としている。

　企業に対して身体・知的・精神障害者を一定割合以上雇用することを義務付ける法定雇用率が定められている。法定雇用率は少なくとも5年ごとにその割合の推移を勘案して設定することとされており，民間企業における法定雇用率は2023年4月より2.7%とされている。しかし，それまでの法定雇用率からの引上げ幅が大きいこともあり，雇入れにかかる計画的な対応ができるように2023年4月から1年間は2.3%で据え置きとなり，2024年4月から2.5%，2026年7月から2.7%と段階的な引上げが予定されている。国，地方公共団体等では3.0%，都道府県教育委員会等では2.9%であり，段階的な引上げは民間企業と同様とされている。また，必要な設備の整備や介助者の配置のために助成金が支給される。

2) 経済的なサービス

(1) 自立支援医療制度（精神通院医療）

　すべての精神疾患を対象に，通院による継続的な治療が必要な人に，精

神疾患の治療に掛かる医療費の自己負担を軽減する制度である。通常3割負担の医療費が1割負担まで軽減される。制度の対象になる医療は，通院・デイケア・訪問看護である。

(2) 医療保険の高額療養費制度

医療機関や薬局の窓口で支払った額が，同一月で一定額（自己負担限度額）を超えた場合に，その超えた金額を支給する制度である。自己負担限度額は，年齢や所得に応じて定められている。

(3) 精神障害者保健福祉手帳（精神保健福祉法）

一定程度の精神障害の状態にあることを認定するもの。障害者手帳の種類のひとつで，精神障害者に交付される。症状や生活における支障の程度に応じて1級から3級の障害等級に区分されている。手帳を持っている人には，税金の控除・減免，公共料金等の割引，障害者雇用制度の利用などさまざまな支援策が講じられている。

(4) 生活保護制度

収入が得られず生活費や教育のための貯金もないなど経済面で生活が困難になった場合，その困窮の程度に応じて必要な保護を行い，その最低限度の生活を保障する制度である。必要に応じて生活や教育，医療に対しての扶助が金銭もしくは現物で給付される。

(5) 障害年金制度

国民年金，厚生年金に加入していた人が障害者として認定され，働いて収入を得ることが困難になった場合，一定額を年金の形で支給し所得を保障する制度である。

3) 医療的なサービス

(1) 精神科デイケア

生活リズムの改善，対人関係の訓練，日中の居場所の確保，就労のための訓練など，さまざまなリハビリテーションを目的に，精神障害者が一定時間通所し受けるプログラムである。原則として，外来の患者を対象に，決まった日時に1日通して集団活動を中心として行われている。スポーツ，料理，園芸，陶芸，疾病教育，ストレス対処方法や対人関係の訓練，就労支援など，さまざまなプログラムがある。

午前から夕方にかけてのデイケア，午前もしくは午後のみのショートケア，夕方から夜間にかけてのナイトケア，デイケアとナイトケアを併せたデイナイトケアがある。

(2) 精神科訪問看護

　主治医の指示のもとで看護師，保健師，精神保健福祉士，作業療法士などが計画的に精神障害者の自宅や社会復帰施設へ訪問し，精神疾患の再発予防と社会復帰に向け，地域で日常生活を営めるように具体的に指導やサポートを行う。生活指導，病状の経過観察，対人関係の調整，社会資源の活用などの支援，家族への支援などを行う。精神障害者本人のみではなく，精神障害者の家族も訪問看護の対象となる。また，入院中の患者の退院に先立って，病棟から住宅または社会復帰施設等を患者と共に訪問し，退院後の地域生活を送るための確認とサポートを行う退院前訪問もある。

(3) ACT（Assertive Community Treatment：包括型地域生活支援プログラム）

　重い精神障害を抱えた人が住み慣れた場所で安心して暮らしていけるように，さまざまな職種の専門家から構成されるチームが支援を提供するプログラムである。最も集中的・包括的なケアマネジメント（ケースマネジメント）のモデルであり，効果が科学的に検証されている根拠に基づいたプログラムである。ACTプログラムの特徴は，さまざまな職種の専門家から構成されるチームによる支援の提供，利用者の生活の場へ赴くアウトリーチ（訪問）が支援活動の中心，24時間365日対応が可能な体制で支援を提供することなどである。重度精神障害者を対象としており，地域で暮らしている精神障害者全ての方が対象ではない。

4) 住居・生活にかかわるサービス

(1) 共同生活援助（グループホーム）

　複数の精神障害者が共同で生活し，世話人のサポートを受けながら自立的な生活が尊重される小規模の住居である。必要に応じて食事の提供，金銭出納，健康管理，その他日常生活の助言や援助を受けることができ，生活の場であるだけでなく，自立に向けた訓練や準備を行う場である。一戸建てやマンションの一部，全体を利用するなど，さまざまなタイプがある。

(2) 精神障害者生活訓練施設（援護寮）

　症状は安定しているが，1人で自立した生活をするのに自信のない方々を対象に，一定期間居室やその他設備を備えた生活の場を提供するとともに，専門スタッフの援助・協力の下で日常生活が出来るように訓練する施設である。食事，洗濯，掃除，金銭管理等を中心に「生活訓練」を行うことを目的としており，一人暮らしを想定した場合に必要な生活技能について共同

生活を通して身につける。

(3) 福祉ホーム

　住居を必要としている障害者に，低額な料金で居室等を提供するとともに，日常生活に必要な支援を行う施設である。市町村が実施する地域生活支援事業の1つ。

5) 日中の活動の支援

(1) 自立訓練 (機能訓練・生活訓練)

　自立した日常生活や社会生活が送れるよう，一定期間，身体機能または生活能力の向上のために必要な訓練や生活相談，助言を行う。機能訓練と生活訓練に分けられるが，機能訓練は主に身体障害者が対象となり，精神障害者と知的障害者が対象になるのは生活訓練である。

(2) 地域活動支援センター

　地域で生活している障害者の社会生活，社会参加を支援するため，創作的活動または生産活動の機会の提供，社会との交流促進など，日中の活動をサポートする福祉施設である。事業の内容によってⅠ型，Ⅱ型，Ⅲ型に分かれる。地域活動支援センターは小規模作業所を引き継いでいるものが多く，その活動内容や利用方法は，地域の実態にあわせて非常に多岐にわたることが特徴である。「障害者総合支援法」になり，実施主体が都道府県から市町村に移行した。

6) 仕事に向けてのサービス

(1) 就労移行支援

　一般企業に就職を目指す障害者を対象に，就労に必要な知識，能力の向上を目的とした訓練や準備，就職活動，就職後の職場定着などの支援を行う。障害者総合支援法に定められた就労支援事業の1つ。

(2) 就労継続支援 (A型：雇用型, B型：非雇用型)

　一般企業への就職が困難な障害者を対象に，就労機会の提供と共に，生産活動を通じてその知識と能力の向上に必要な訓練等の障害福祉サービスを供給する。障害者と雇用契約を結び，原則として最低賃金を保障するA型と，非雇用型の雇用契約を結ばず，雇用契約を結ばず，利用者が作業分を工賃としてもらい，比較的自由に働ける非雇用型のB型がある。

(3) 精神障害者社会適応訓練事業

　協力事業所に精神障害者の就業訓練を委託する制度である。精神障害者

の社会経済活動への参加促進に理解のある事業所に訓練を委託して，就労が困難な通院中の精神障害者に対して職業を与えるとともに，社会生活への適応のために必要な訓練を行う事業である。

元々は1982年から始められた，通院患者リハビリテーション事業である。1995年に精神保健福祉法にて法定化された。平成24年（2012年）には制度創設から約20年経って全国都道府県・指定都市で定着したと判断され，障害者自立支援法改正に伴う精神保健福祉法の改正でこの条文は削除されたが，それまでに蓄積された成果を踏まえ各都道府県の単独事業として継続しているところが多い。

(4) 公共職業安定所 (ハローワーク)

「国民に安定した雇用機会を確保すること」を目的として厚生労働省が設置する職業紹介所である。障害者専門の相談員を配置し，ケースワーク方式により障害の態様や適性，希望職種等に応じた職業相談，職業紹介，職場適応指導を実施している。

(5) 障害者職業センター

公共職業安定所との連携のもと，障害者に対する職業リハビリテーションを提供する施設であり，全国47都道府県に設置されている。障害者のニーズに応じて職業評価，職業指導，職業準備訓練及び職場適応援助等の職業リハビリテーションを実施するとともに，事業主に対しても雇用管理に関する専門的な支援を行っている。障害者の職場適応を促すジョブコーチ制度も取り入れており，障害者職業カウンセラー，相談支援専門員，ジョブコーチ等を配置し専門性の高い支援を行っている。

(6) 障害者就業・生活支援センター

就職を希望している障害者を対象に，身近な地域において就業及びそれに伴う生活に関する指導，助言，職業準備訓練等，就業面と生活面の一体的な相談，支援を行っている。ここでもジョブコーチ制度を取り入れている。

7) 当事者のエンパワメントのためのサービス

(1) セルフヘルプグループ

障害や疾病に関する同じ問題・課題を抱えている本人や家族の当事者たちが集まり，相互に支え合うことで，さまざまな問題に対処していこうとするグループである。グループ内でのメンバーによる自主運営，支援，共感，参加者の自立心などからメンバー各々が成長していく。自助グループ，

ピアグループ，患者会と呼ばれたりもする。

(2) AA (Alcoholics Anonymous)，断酒会

さまざまな職業，社会層に属している人々が，アルコールを飲まない生き方を手にし，それを続けていくために自由意志で参加している世界的な団体である。Alcoholics Anonymousとは「無名のアルコホーリクたち」の意味である。1935年にアメリカ合衆国でアルコール依存症者のビル・Wとボブ・Sの出会いから始まり，世界に広がった。AAでは回復のためにミーティングを開催している。ミーティング会場は世界各国にあり日本各地でもさまざまな場所で行われている。断酒会はアメリカのAAを参考に日本で1958年に誕生した自助組織である。

(3) ダルク (Drug-Addiction-Rehabilitation-Center)

覚醒剤，有機溶剤（シンナー等），市販薬，その他の薬物から解放されるためのプログラムを持つ民間の薬物依存症リハビリ施設である。入所や通所をし，同じ悩み（病気）を持つ仲間と共にダルクプログラム12ステップの実践を通し，今までとは違う生き方を訓練する。

(4) NA (Narcotics Anonymous)

薬物依存からの回復を目指す薬物依存者の国際的かつ地域に根ざした非営利的な集まりである。AAのプログラム参加者から生まれ，アメリカから世界に広がった。AA同様，回復のためにミーティングを開催している。

(5) NABA (Nippon Anorexia Bulimia Association)

摂食障害からの回復と成長を願う人々の集まりである。摂食障害者が居心地よく安心して集える場の中で，仲間と出会い，理解と共感を通して相互に助け合うことを目的とし，自助グループとして活動している。家族が利用できるプログラムもある。

(6) クラブハウス

精神障害者が主体となり，仲間同士の相互支援と自助活動を基盤にして，地域生活における自立を図るための場である。メンバーはクラブハウスの運営に必要な仕事を分担して働くことによって自信と誇りを取り戻し，自立と社会参加へ繋がっていく。

(7) 家族会

障害者の家族には，本人とは異なる深い悩みや苦しみがある。精神障害者を身内に抱える家族が集まり，同じ悩みを語り合い，互いに支え合う会である。病院を基盤とする病院家族会と，病院とは無関係に地域を基盤とする地域家族会がある。

（8）NPO法人地域精神保健福祉機構（Community Mental Health & Welfare Bonding Organization）

精神障害者が地域で生活するうえで必要な情報，当事者や家族の経験，知恵や工夫などの情報を集積し，雑誌や書籍，研修会などで発信している団体である。

3. これからの地域精神保健医療

1）精神保健医療福祉の改革ビジョンの評価と課題

「精神保健医療福祉の改革ビジョン」以降，「入院医療中心から地域生活中心へ」という方策に基づきさまざまな取り組みが行われ，平均在院日数の短縮，福祉サービスの整備推進，国民のうつ病に対する理解の深化など一定の成果が認められた。しかし，精神病床の人員配置基準は一般病床よりも低い設定であること，統合失調症による長期入院患者が多い状況などは継続しており，依然として課題は多い。厚生労働省は，「精神保健医療福祉の改革ビジョン」の課題として，精神障害者の地域生活を支える医療・福祉など支援体制の不十分さや，精神障害者の退院後の住居の確保を挙げている。

2）精神障害にも対応した地域包括ケアシステム

厚生労働省は，高齢者が住み慣れた地域で自分らしい暮らしを全うできる社会を目指して，地域における「住まい」「医療」「介護」「予防」「生活支援」の5つのサービスを一体的に提供できる「地域の包括的な支援・サービス提供体制（地域包括ケアシステム）」の構築を推進している。地域包括ケアシステムにおける，必要な支援を地域の中で包括的に提供し，地域での自立した生活を支援するという考え方を，精神障害者のケアにも応用したものが「精神障害にも対応した地域包括ケアシステム」である。

「精神障害にも対応した地域包括ケアシステム」には，医療，障害福祉・介護，社会参加（就労），住まい，地域の助け合い，教育の要素が包括的にバランス良く，地域の特性に応じて醸成されていくことが重要である。精神障害の有無や程度にかかわらず，誰もが安心して自分らしく暮らすことができる地域づくりを進めるために，自治体を中心とした地域精神保健医療福祉の一体的な取組に加えて，地域住民の協力を得ながら，差別や偏見のない，あらゆる人が共生できる包摂的な社会の構築に資する取組が推進

されている。精神障害にも対応した地域包括ケアシステムの構築は，住民一人ひとりの暮らしと生きがい，地域をともに創る「地域共生社会」の実現にも寄与することが期待されている。

（田野将尊）

引用・参考文献

1) Drake RE., Szmukler G.Mueser KT, et al：Introduction to community mental health care. Thornicroft G, Szmukler G, Mueser KT et al（ed.）Oxford textbook of community mental health, Oxford university press, New York, 3-6.2011.
2) Corrigan, P. W., & Ralph, R. O.：Introduction: Recovery as Consumer Vision and Research Paradigm. Recovery in mental illness. American Psychological Association, 3-17, 2005.
3) 田中英樹：リカバリー概念の歴史. 精神科臨床サービス, 10（4）, 428-433, 2010.
4) 内閣府：平成30年版 障害者白書. https://www8.cao.go.jp/shougai/whitepaper/h30hakusho/zenbun/index-w.html.
5) 社会福祉法人全国社会福祉協議会：障害福祉サービスの利用について（2021年4月版）. https://www.shakyo.or.jp/download/shougai_pamph/date.pdf.
6) 福井貞亮：精神障害者地域生活支援の国際比較 アメリカ合衆国. 海外社会保障研究, 182, 41-52, 2013.
7) 国立精神・神経医療研究センター精神保健研究所精神保健計画研究部：「改革ビジョン研究ホームページ」, https://www.ncnp.go.jp/nimh/keikakuold/old/archive/vision/overseas_it.html
8) 厚生労働省：平成26年7月 長期入院精神障害者の地域移行に向けた具体的方策の今後の方向性.https://www.mhlw.go.jp/file/05-Shingikai-12201000-Shakaiengokyokushougaihokenfukushibu-Kikakuka/0000051138.pdf.
9) 厚生労働省：長期入院精神障害者の地域移行に向けた具体的方策の今後の方向性.http://www.mhlw.go.jp/file/05-Shingikai-12201000-Shakaiengokyokushougaihokenfukushibu-Kikakuka/0000051138.pdf.
10) 厚生労働省：精神障害にも対応した地域包括ケアシステム構築支援情報ポータル.http://www.mhlw-houkatsucare-ikou.jp/index.html
11) 厚生労働省：障害者総合支援法における就労系障害福祉サービス. https://www.mhlw.go.jp/content/12200000/000571840.pdf
12) 坂本洋一：図説よくわかる障害者総合支援法第2版. 医学書院, 2017.
13) 高松里：サポート・グループとは何か？ サポート・グループの実践と展開. 金剛出版, 2009.

3 医療保健福祉チームの理解と連携

1. 医療チームにおける看護の役割

　チーム医療は専門職種の専門性を重視しながらも患者中心の医療を目指すために職種を超えた協働を重視する立場である。通常，精神科の病院内におけるチーム医療は主に医師（Dr），看護師（Ns），作業療法士（OT），精神保健福祉士（PSW），臨床心理士（CP）が中心になることが多い。チーム医療では全期間を通じてチームの構成員がかかわるが，特に精神病性症状の激しい時期には医師，看護師による薬物療法を主体とした精神病性症状への働きかけが優先される。回復期には心理社会的治療が主となり，作業療法士による作業療法，臨床心理士による心理学的アプローチが，社会復帰を目指す段階には精神保健福祉士による退院後の社会資源の調整などが主に行われる。

　またこのチームに薬剤師や栄養士なども加わり薬剤管理についての指導が行われたり，栄養管理が必要な身体疾患や肥満などに対して栄養指導が行われることもある。看護師は全期間を通じて生活場面でのセルフケアと自己決定支援を行うとともに各種治療法に参加する。退院後には訪問看護師や保健師，ヘルパーが加わり，さらに地域生活支援センターや福祉事務所，就労支援施設などの社会資源がこれに加わっていく。

2. チーム医療の促進要因

　チーム医療は本質的に患者を中心として医師，看護師，精神保健福祉士，作業療法士などの専門職が対等な立場からケアを検討することが理想である（図1）。一方で多職種協働とは言いながらも責任主体が医師にあることによって結果としてカリスマ的権威の意見に頼ることも少なくない。特に病院内での多職種によるチーム医療では，この構造が従前型の「医師の指示のもとにコ・メディカルの専門職がそれぞれにプランを作成する」というものにならないように注意する必要がある（図2）。

　一般的に多職種チームアプローチを成功に導く鍵は「適切なリーダーシップの存在」「各職種の部門管理とチーム内の協働体制との調和」「責任，

説明責任の明確化」「異なる職種間の文化的ギャップによる弊害の軽減」「良好でバランスの取れた各職種間の境界」「守秘義務についてのガイドライン化」とされている[1]。特に精神看護学という人間科学に基礎を置く分野であれば，そこには全く正反対の場合もある多様な意見が生まれ得る。このような中で最終的な責任主体としては医師にその権限をゆだねられるとしても，それぞれの職種が専門性を最大限に発揮しつつも，役割を押し付け合うのではなく相互補完的に，対等の立場で議論を尽くすことによって意思決定がなされていくことが重要である。

　ここで問題となるのは最終的にはそれぞれの専門性からのアイデアとは別のアイデアがチームの意見として採用されることがままあることである[2]。このような時に無力感を持ったり，多職種への反感が生じることでチーム内のコミュニケーションがうまくいかなくなることがある。チームとしての成熟度はそれらを乗り越える鍵となる。

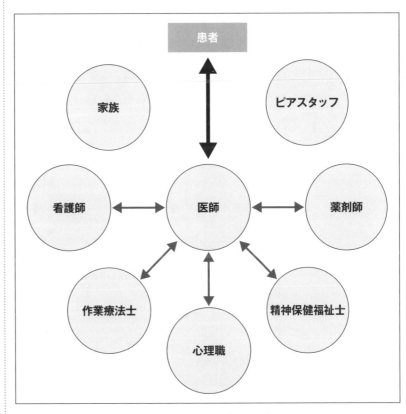

▲ 図1　チーム医療の形態（医師を中心としたチーム）

3.　連携の在り方

　精神科医療におけるチームアプローチは病院内や地域に存在するが，チーム医療の特別なモデルとしては包括型のケアマネジメントが特徴的である。

　ケアマネジメントはケアマネジメントはケースマネジメントと同義であり，わが国ではケアマネジメントと呼ばれることが多い。ケースマネジメントは「多様なニーズを持った人々が自分の機能を最大限に発揮して健康に過ごすことを目的としてフォーマルおよびインフォーマルな支援と活動のネットワークを組織し調整し維持することを計画する人（もしくはチーム）の活動」[3]である。形態的にはサービスを仲介し当事者に紹介することを中心とするものは「ブローカー型」と呼ばれが，多職種チームがそのままさまざまなサービスを行うものは「包括型」と呼ばれる。わが国では代表的なチームアプローチの構造をもった精神科でのケアマネジメントに，包括的地域生活支援プログラムであるACT（Assertive Community Treatment：

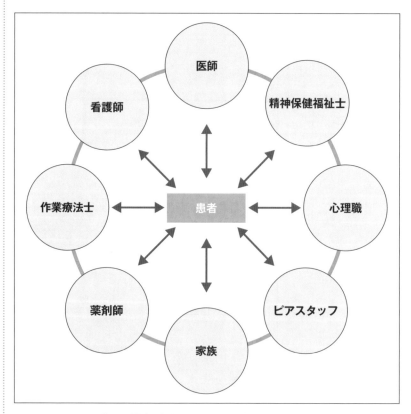

▲ 図2　チーム医療の形態（理想的なチーム医療）

包括型地域支援プログラム）の日本版であるACT-Jや，医療観察法における MDT（Multi-Disciplinary Team：多職種チーム）によるCPA（Care Programme Approach：ケアプログラムアプローチ）などがある。これらは積極的に地域にアプローチしようというアウトリーチによるチーム医療の形態である。ここではアウトリーチとしてのチームについて紹介する。

1) アウトリーチとチーム医療
(1) ACT (Assertive Community Treatment)

　ACTは日本語では包括型地域生活支援プログラムと呼ばれ，「一言でいえば，重い精神障害を抱えて頻回の入院や長期入院を余儀なくされていた人々が病院の外でうまく暮らし通づけていけるように，様々な職種の専門家から構成されるチームが援助する精神医療・福祉の仕組み」[4] ということになる。ACTはもともとアメリカで始められた24時間365日チームにより支援をするプログラムであるが日本でも現在十数か所で行われている。ACTチームの特徴は「超職種チーム」と呼ばれ，各職種の専門性にとらわれすぎず，利用者を包括的に支援することに特徴がある。利用者にとってのニーズを満たすように何でも行うという考え方である。チームリーダーは医師以外であり，また当事者のスタッフなど，ピアカウンセリングを通じて，当事者の体験や視点を共有できるスタッフがいることが望ましいとされる（ACT全国ネットワーク）。

(2) アウトリーチ事業

　厚生労働省は平成23年から受療中断者や自らの意思では受診できない等の理由により，日常生活上の危機が生じている精神障害者に対し，一定期間，保健，医療及び福祉の包括的な支援を行うことを目的としてアウトリーチ事業を開始した。できるだけ入院をせずに地域生活の継続が可能となるための支援を行うとされている。この事業でのチームは民間精神科病院等に医師，看護師，精神保健福祉士，相談支援専門員等の多職種から構成されるチームを配置するものとなっている。

(3) 医療観察法における CPA とチーム医療

　心神喪失等の状態で重大な他害行為を行った者の医療及び観察等に関する法律（医療観察法）では多職種チーム（MDT：Multi Disciplinary Team）によるチームアプローチをその治療において重要な位置づけに置いている。

　MDTは，黒田[1] の紹介によると①少なくとも3つ以上の専門職で構成される②メンバーはチームの一員であることを自覚し他のメンバーを知って

いる③患者の評価，治療についての意思決定のために定期的な会議が行われている。④各専門職の役割が不明瞭となり責任は共有される⑤チームリーダー（またはキーワーカー）が特定されている⑥個々の患者に関連する決定のほとんどはキーワーカーが行うという特徴を持つものである。

　ここで行われる退院後までも含んで行われるケアマネジメントの方法がCPAである。CPAは英国モデルであり，入院時から退院後の地域支援に至るまで包括的にケアマネジメントをしようとするもので，入院決定から患者を中心として地域担当のメンバーも加わり，積極的にチームで支援していく。病院へも地域から積極的に参加するin-reachであり，病院からも積極的に地域支援にとりくむout-reachでもある。CPA会議には患者も同席し計画の作成に当たっては患者中心での作成となる。文書化したケア計画を作成し患者本人の同意を得て実践していくことになる。CPAは以下の4つの要素を持っている。

　①専門的な精神保健サービスを受けている人々の健康に関するニーズと社会的ニーズを評価し系統的に整理すること。②必要とされる健康に関するケアと社会的ケアとを同定し，ケアを明確にすること。③ケアを受ける人との連絡を取りモニターし，キーとなるケアコーディネータを指定すること。④定期的に，または必要に応じて同意を求めケアプランの変更を行うこと。

　こうしたチーム医療を効果的に行おうとするためには現状の精神科医療に比べ多くのマンパワーを必要とする。医療観察法では一般の精神科医療に比べ豊富な人材が約束され，多職種連携を前提とした医療が展開されているが，現状の一般精神科医療ではまだ十分に実践されているとはいいがたい面もある。とくに難しいと言われているのは会議を開催する時間の調整やもともと多職種連携を前提としたシステムでないことなどが挙げられている。しかし看護師がケアコーディネータとしての役割をとる，対等な関係作りを理念とするなど現在でも取り組みができるもものもあり，こうした実践が「多職種連携を前提とした医療」への転換を促進させるものである。

（木下愛未・下里誠二）

引用・参考文献
1) 黒田治，齋藤雅彦，松下正明編，：イギリス司法精神医療施設における多職種チームアプローチの実際. 中山書店, 30, 2000.
2) Mason T : Forensic psychiatric nursing. A literature review and thematic

analysis of role tensions, J.Psychiatry and Mental Health Nursing.9（5），511-520, 2002.

3）デイビッド P.マクスリー，野中 猛，加瀬裕子訳：ケースマネジメント入門，中央法規，1994.

4）高木俊介：ACT-Kの挑戦 ACTがひらく精神医療・福祉の未来，批評社，2008.

5）宮本正巳：医療観察法と多職種連携．臨床精神医学，35（3），277-285, 2006.

6）美濃由紀子，宮本真巳，司法精神医療における治療共同体の理念に基づく多職種チーム医療 精神科医療への還元の試み．日本精神科看護学術集会誌，56（2），34-38, 2013.

7）ACT全国ネットワーク：ACTの標準モデル. https://assertivecommunitytreatment.jp/a/100

8）厚生労働省：精神障害者アウトリーチ推進事業の手引き. https://www.mhlw.go.jp/bunya/shougaihoken/service/dl/chiikiikou_03.pdf

4 リエゾン精神看護

1. リエゾン精神看護の歴史

1) リエゾン精神医療の誕生

　リエゾン（liaison）とは，フランス語で「連携する，つなぐ，橋渡しをする」という意味を持つ。米国では，1930年代に医学の進歩や診療科の細分化に伴い，包括的に人間を理解する必要性が認識され，大学病院の中にリエゾン精神医学部が入り始めた[1]。リエゾン精神医療は，身体医療と精神医療をつなぎ，患者や家族への包括的介入を目指している。リエゾン精神医療のキーとなった論文がある。

　1929年に米国のヘンリーが2000症例以上の臨床経験を分析した結果，「身体科医は身体疾患の診断がつかなくなって，最後の手段として精神科に相談を持ちかける傾向がある。そのためすべての総合病院には，定期的に病棟を訪れ，その科のカンファレンスに参加して，込み入った症例についてフランクに議論できる精神科医が少なくともひとりは必要である」と示した[2]。

　この論文は，入院当初から精神症状をきたす患者やその家族を特定し，予防的介入することの重要性を示している。このように，精神科を最後の砦にするのではなく，積極的に活用する必要性が医療者の中で認識されたことは，患者・家族にとっても，また医療者にとってもメリットが大きいと言える。

2) リエゾン精神看護とは

　そういった中で米国では，1950年代からClinical Nurse Specialist（CNS）が登場し，大学院でのCNS教育が始まった。1970年代にはいくつかの専門分野でその認定制度が始まり，リエゾン精神看護が専門領域として認められるようになっていく[3]。一方，日本では1980年代にリエゾン精神看護の概念が紹介された。1994年には日本看護協会が専門看護師制度を発足し，1996年に認定審査が開始された[4]。専門看護師（CertifiedNurse Specialist）のサブスペシャリティの中にリエゾン精神看護が位置付けられた。臨床では，リエゾン精神看護を行う看護師をリエゾンナースと呼んでいる。

　　リエゾン精神看護（psychiatric liaison nursing）は，精神看護分野の1領域として発展している。リエゾン精神看護専門看護師は，一般病棟に主に出向き，身体疾患を持ちながら精神・心理的問題を抱える患者やその家族に対し，心身を統合したアセスメントやケアを提供している。複雑で対応困難な患者や家族のこころの安寧やQOLの維持・向上を目指し，質の高いケアを提供するため，精神看護分野の相談に対応したり，医師や看護師などと連携・調整をしたりしている。さらには，スタッフのメンタルヘルス支援も行い，医療者を支える役割も担っている。近年の臨床は，患者の早期退院を目標とし，入院在院日数も減少しているため，病棟看護師が患者との関係性ができていない中で受け持つことも多い。また，超高齢で治療を行うケースも多く，認知症やせん妄も大きな問題となっており，現場の負担も大きいと推察される。そのような中でリエゾン精神看護専門看護師は，管理的視点を持ちながら，患者理解とケアの質向上のため，周囲の状況を把握してより良い組織にしていくための重要な立ち位置にあると考える。さらには，「精神科」という響きにネガティブなイメージがあり診察を拒否する患者もいるが，「不安な気持ちなどを聴いてくれる専門の看護師がいるが会ってみますか？」と病棟看護師が聞いてみると承認を得られて，介入にいたることもある。

　　リエゾン精神看護専門看護師の働き方は，どのような規模の病院か，精神科があるか，看護部所属で専従として働くか，病棟所属として専任で働くか，管理職かどうか，病院や看護部が何を期待しているかなど，病院の体制やポジションによって異なる。しかし，精神看護の専門家として客観的視点を持ち，周囲の脅威となることなく，問題解決のため率先して対応する力は，リエゾン精神看護専門看護師に共通して求められる能力と言える。

3）多職種チームにおけるリエゾン精神看護専門看護師の役割

　　近年は，患者・家族への包括的介入を目指し，さらには診療報酬の加算が付いたことによって，病院内でさまざまな専門チームが立ち上げられている。その中でもリエゾン精神看護専門看護師は，精神科リエゾンチーム，認知症ケアチーム，緩和ケアチームなど多職種チームに入ることが多いと推察する（チームの名称は病院によって異なる）。

　　精神科リエゾンチーム：精神科リエゾンチームは，「複雑な社会・心理状

態にある入院中の患者に対してそれぞれの専門性を活かしたチーム医療を行うこと」を目的にしている。メンバーは，精神科医，精神看護専門看護師，臨床心理士といった複数の職種から構成されている。抑うつ状態やパニックのある患者，希死念慮のある患者，防衛機制による言動とみられる患者などにチーム介入を行って，症状の緩和を図る。さらに精神症状や精神疾患に慣れていない医師や看護師に対し，どのようなかかわりを行えばいいのか助言することも多い。

認知症ケアチーム：認知症ケアチームは，「認知症による行動・心理症状や意思疎通の困難さが見られ，身体疾患の治療への影響が見込まれる患者に対し，多職種が対応することで，認知症の悪化を予防し，身体疾患の治療を円滑に受けられること」を目的として活動している。認知症もしくは認知機能の低下した患者は年々増加しており，周辺症状（BPSD：Behavioral and psychological symptoms of dementia）やせん妄が問題となりやすい。治療がスムーズに進行するために非薬物療法と薬物療法の両面から支援を行っている。

緩和ケアチーム：緩和ケアとは，「がんと診断されたときから行う，身体的・精神的な苦痛を和らげるためのケア」である。緩和ケアチームは，多職種で患者の苦痛緩和のために介入することを目的としている。現在は，非がんの患者の疼痛などにも介入することがある。リエゾン精神看護専門看護師は，患者の不安や苦悩を傾聴して一緒に問題解決を図ったり，リラクゼーションなどで快の刺激を与えることで苦痛を緩和したりと，疼痛や嘔気を伴う患者や終末期に近づく患者に対する精神的ケアの立役者として求められる。

2.　人間の包括的理解

では，人は身体疾患にかかることでどのような心理反応を示して精神症状をきたすのか，看護師はどのような視点で介入すべきかを具体例と理論を用いて説明する。

例えば，微熱や軽度の咳嗽を伴う感冒症状であれば，気にも留めないかもしれない。しかし，その症状が1か月以上続いたらどうだろう。「何か他の病気の可能性をないか？」と疑い，不安になることもあるだろう。また，高熱や倦怠感が強く，感染症と診断されて仕事を休むなどの状況となった場合，「仕事で他の人に迷惑をかけてしまった。申し訳ない」「家族や友人に

感染していないだろうか？」「身体が辛い。いつまでこの症状が続くのだろうか」などとさまざまな想いをめぐらす可能性がある。

入院した場合，それらの感情はさらに強くなる傾向がある。例えば，悪性疾患の告知や検査結果の悪化などのネガティブな情報は，人に強い動揺や不安をもたらしやすい。また，化学療法による嘔吐や手術後の疼痛，身体合併症の出現，ボディイメージの変化などで苦痛を感じることもある。それ以外にも，家族のサポート不足で先行きに懸念を抱く場合，経済面で治療の継続に不安を抱える場合，ADLの低下や退院後の生活に悩む場合もあるだろう。多くの場合は，時間の経過とともに自我がストレスに打ち勝って適応していくことが多い。しかし，現状に適応しきれずに不眠や不安など精神症状が出現し，適応障害，うつ病などの精神疾患に繋がることがある。

このように，人はさまざまな事柄に影響を受けて生きており，精神疾患・精神障害は多因子説が有力である。精神疾患に繋がる要因は，複数の要因が絡むと考えられており，生物学的要因，心理学的要因，社会的要因の三つに分類する考え方がある。これが，米国の精神科医G・エンゲル（George Engel：1913-1999）が1970年代に提唱した生物・心理・社会モデル（bio-psycho-social model）である。エンゲルは，病気は生物学的な原因のみによるものではなく，生物‐心理‐社会という3つの各システムが相互に影響を及ぼしあって症状が作られていると考えた[5]。

この理論を適応した場合，患者の不眠に対して睡眠導入剤を使用するだけでなく，医療者がさまざまな視点から対応しなければ根本的に患者の問題解決はしないと理解できる。さらには，危機理論やストレスコーピング理論，防衛機制など複数の理論が人間の心を理解するうえで役立つ。これらの視点は，リエゾン精神看護専門看護師だけでなく，すべての看護師が持つことで患者・家族のケアの質向上につながるだろう。

3. リエゾン精神看護におけるアセスメント

患者の精神心理的苦痛に対して病棟から介入の依頼があった場合，まずカルテを確認する。入院時の状況やその後の経過，疾患，既往歴，生活背景，家族背景，検査データ，CTやMRIなどの画像データ，内服している薬剤などを把握する。さらには，依頼のあった医師や看護師から話を聴いて問題の明確化をするとともに，患者の印象や今後の見通しなども確認して

おくことが望ましい。

　患者と対面することになった場合，解決できる問題を見逃さないために，以下の順番で包括的アセスメント[6]を行う（図1）。

1）身体症状評価

　患者は，疼痛や嘔気，倦怠感，食思低下，呼吸困難感，便秘，ADLの低下など何らかの身体症状によって，苦しんでいる場合が少なくない。まず初めに身体症状がないかを確認する必要がある。身体症状ある場合は，薬剤調整なども含めて症状緩和を進める方法を検討する。なかには，胃管や膀胱留置カテーテルなどの付属物が挿入されていることで違和感が強く，「こんなことなら死にたい」と話す患者もいる。挿入物を抜去できる方法はないかを病棟や担当医と検討する。

2）精神症状評価

（1）MSE（Mental Status Examination）

　精神症状の査定は，MSEを用いて行う。MSEは，患者の全体的な把握を

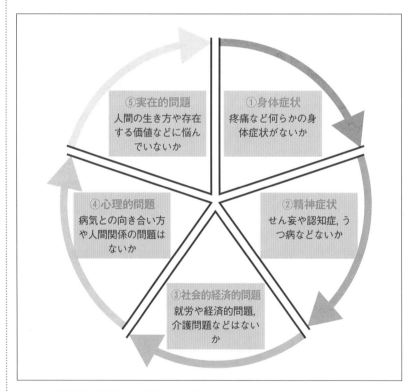

▲ 図1　精神心理的苦痛に対する包括的アセスメント

行ううえで役立つ。面接を通し，①外観や全体像，②行動，③感情と気分，④不安，言語・会話，⑥思考の流れと形式，⑦思考の内容，⑧知覚，⑨自我意識，⑩見当識と記憶，⑪意識・集中，⑫洞察・病識の12項目を基準とする。必ずすべてを項目通りに聞き取りしていくのではなく，段階的に会話の中から確認して患者理解を深めていくことが重要である。その中でも高齢者の多い急性期病院では，見当識障害など意識障害が発生していないか，幻覚体験はないか，認知機能障害はないか，抑うつ症状はないかなど確認することは特に重要といえる。

　また，精神疾患の有無は，DSM-5やICD-10を基準とするが，診断をつける場合は精神科兼診を担当医に依頼する。

(2) 生活歴

　家族構成や，現在の同居人数，どのような場所に住んでいるかなどの聴取は，周囲の支援体制や暮らしといった環境面が分かり，精神面への影響を評価する1つの指標となる。また，現在または過去の職業，どのような生活を送っているかなどライフイベントも対象者を理解するための重要な指標となる。

(3) ストレス耐性とストレス対処

　これまで強いストレスのかかるイベントに対して，どのように対処してきたのかを聴取することは，ストレス耐性とストレス対処能力を評価する指標となる。ストレスと身体症状の関連などをアセスメントする。また，これまでストレス負荷が強かった場合，どのように乗り越えてきたかも聴取することで具体的な対策に繋がることがある。

(4) 防衛機制

　防衛機制は，ストレスや葛藤が生じた際にこころのバランスをとるために行われる無意識のこころの働きである。例えば，否認（現実を無意識に認めまいとすること），抑圧（ストレスの大きな出来事の記憶に蓋をして意識から締め出す），退行（以前の発達段階に戻ること）などがある。

　一般病棟の看護師は，患者の防衛機制によって発生する言動に理解が追い付かず，対処しきれていないことがある。患者が無意識に対処していることがポイントであり，会話の中から読み取っていく必要がある。

3) 社会経済的問題の評価

　社会経済的問題は，患者が病気になることで仕事や経営の維持困難，家賃や治療費の支払いが難しい，子育てや親の介護の問題，サポートの不足

が生じるなど多岐にわたる。患者はこのような社会経済的問題によって思い悩み，不眠や抑うつなどの精神症状をきたすことがある。それは若者だけでなく，高齢者であっても同様である。さらに，社会経済的問題は，看護師に話しても解決できる問題でないと思い込んでいる患者も少なくない。同様に，それらの問題があることに気づかなかったり，立ち入っていいのか分からなかったりする看護師もいる。高額療養費制度や介護保険，在宅調整など，医療相談室などを活用することで解決できる問題もあるため，患者の同意を得て情報共有することも1つである。

4) 心理的問題の評価

　心理的問題とは，疾患との向き合い方や人間関係による問題である。患者の中には，疾患とどう向き合っていけばいいのか分からず，対応しきれていない場合がある。たとえば，がんの治療をどこまで行うべきか，糖尿病などのセルフケアを仕事や学校生活とどう両立していけばいいのかなどもある。家族の視点からは，高齢の家族に対して急変時にどこまで蘇生を含む治療をするのかを医師に問われて悩むケースも多い。まず，リエゾン精神看護専門看護師は，患者・家族の病気の理解について確認する必要がある。実際に，医師からインフォームドコンセントを受けていても，現状や治療の内容について理解しきれていないこともある。癌だからもうすぐ死ぬのだろうと飛躍した捉え方をしているケースもある。理解が曖昧な場合は，担当医に連絡し，書面を用いたわかりやすい説明を看護師も踏まえて再度行うなど工夫が求められる。

　また，患者・家族が看護師や医師との関係性に悩むこともある。リエゾン精神看護専門看護師は，「担当する看護師や医師との関係性はうまくいっているか」「担当する看護師や医師に自分の想いを告げることが出来ているか」など確認することは重要である。第3者として介入することで患者の素直な感情を表出させ，具体的な解決案を一緒に検討するとともに，事を荒立てることなく医療者と共に調整していくことが重要である。

5) 実在的問題の評価

　実在的な問題とは，自分の「生きる意味」や「存在する価値」「人間の最期の在り方」などについて思い悩むといった，いわゆるスピリチュアルな問題と言える。患者がこのような実在的問題に悩んでいる場合，具体的な解決方法を見出すことはなかなか難しい。しかし，患者とともに今まで生

きてきた人生を一緒に振り返ることで，「今まで生きてきた人生は辛い事ばかりだと思っていたが，悪い事ばかりではなかった」と客観視できることもある。患者の症状に合わせて，中長期的な介入を続けていくことが必要である。

注意点としては，今までも示した通り患者が「死にたい」といった場合，その理由を聞かずにすぐに実在的問題と決めつけてしまうことである。その発言の裏に何が隠れているのか患者に確認するとともに，背景を探ることが必要となる。ただ，ナイーブな問題でもあるので，患者にしっかりと向き合って話す場や姿勢，時間が必要であると言える。

6) 主な技法
(1) 支持的面接
支持的面接とは，患者の話を批判せずに受容的に話を聴き，患者の不安や怒り，葛藤，喪失感等の感情に向き合い，そのような体験をしている患者を理解し，心理的苦痛を緩和することを狙いとした面接技法である。支持的面接によって患者が自分の気持ちを表出できた場合，他者に自分の苦痛を理解してもらえたという安心感をもたらす。また，この看護師には話を聴いてもらえるという安堵感で，患者・看護師関係の構築に繋がっていく。看護師は，患者が抱える事象にどのように向き合ったらよいかについて共に悩み，考える姿勢を示して支援することが重要である。問題解決のための糸口を見出し，患者の心理的苦痛の緩和となることを目指す。

この支持的面接技法は，家族との話し合いの場にも同様に活かすことができる。ただし，自分が聞き手として問題解決を急ぐあまり，助言を繰り返したり，相槌を短時間で繰り返し続けたりすることは，相手が話を聴いてもらえたという実感が弱くなり，軽んじられているとさえ感じることがあるため注意が必要である。集中して話を聴ける環境を設け，相手の心理状態にチューニングを合わし，相手がどのような表情や言葉，動きをしているか注意深く観察しながらこちらの言葉や対応を変化させていくことが重要と考える。

(2) リラクセーション
リラクセーションとは，こころとからだの緊張を緩和し，心身をリラックスさせることで自律神経のバランスを整える心理療法である。リラクセーションには，腹式呼吸を行う呼吸法，好きなイメージを思い浮かべてもらい，気持ちを落ち着けるイメージ法，斬新的筋弛緩法，自律神経法，音

楽療法などがある。また，アロマを用いたハンドマッサージや足浴なども「快の刺激」を与え，リラクセーションに繋がりやすい。ご本人が空いた時間に継続できるようであれば，方法をお伝えして日々の変化を追っていく。患者の苦痛が強く，話す気力さえない場合，リエゾン精神看護専門看護師がリラクセーションを行うことによって，苦痛の軽減につながりやすい（表1）。

（3）認知行動療法

認知行動療法は，Beck（1976）[6]により開発された短期精神療法のひとつである。米国では，軽中等度のうつ病治療の第一選択にもなっているエビデンスのある心理療法である。認知行動療法は，ストレスを引き起こしがちな認知（物の受け止め方）を修正し，バランスの良い見方を検討することで，気分を楽にし，ストレスマネジメントを行うものである。

（4）抗精神病薬の検討

専門看護師では，薬剤の処方はできない。しかしながら，患者の精神状態をアセスメントし，主治医や精神科医と共に抗精神病薬の必要性の検討をしたり，精神症状悪化の原因となりうる薬剤の特定をしたりすることは，臨床現場において求められる技法の1つと言える。

▼表1　リラクセーションの技法と内容

技法	内容
呼吸法	静かで落ち着ける環境で目を閉じ，静かな音楽をかけながら腹式呼吸を行う。
イメージ法	身体の力を抜いて目を閉じ，過去の経験などから自分がゆったりと落ち着く環境（例：海や山など）にいることを具体的に想像していく。
漸進的筋弛緩法	ジェイコブソンにより開発された技法。手やふくらはぎ，肩など身体の一部に力を入れて筋肉を緊張させ，ふっと力を緩めることで力を抜いた感覚を学習する。
自律訓練法	J・H・シュルツによって開発された技法。一種の自己催眠法で，神経症や心身症患者を対象とした自律神経系をコントロールする。緊張を緩和することで，リラックスした状態を作り出す。
音楽療法	音楽のもつ生理的，心理的，社会的働きを用いて，心身の障害の回復，機能の維持改善，生活の質の向上，行動の変容などに向けて，音楽を意図的，計画的に使用する。
マッサージ	アロマオイルなどを用いながら直接皮膚にアプローチしていくことで，主に静脈系血液循環やリンパ循環の改善，苦痛緩和を目的にした技法。医療現場では，深部静脈血栓などのリスクもあるので，適用に関しては担当医に確認する。

7) 機能と対象

　専門看護師（CNS：Certified Nurse Specialist）の6つの役割とリエゾン精神看護専門看護師の機能と特徴は下記の6つである。

①実践（直接ケア）

②相談（コンサルテーション）

③調整（コーディネーション）

④倫理調整

⑤教育

⑥研究

(1) 実践（直接ケア）

　実践（直接ケア）は，患者や家族に対して，直接実践を行うことである。リエゾン精神看護の対象者は，①身体疾患を有し，病名告知や検査・治療等で危機的状況や高いストレス状況下にあり，精神状態が不安定で精神面の治療やケアを必要としている患者・家族，②既往に統合失調症やうつ病等の精神疾患を有し，身体疾患の治療が必要かつ精神状態が不

　安定な患者とその家族があげられる。実践（直接ケア）はリエゾン精神看護師が期待される役割として非常に大きい。患者・家族と面談してアセスメントし，ケアを実践したり，かかわり方を医師や看護師に伝えたりすることは，ケアの質向上のために重要である。

【事例1】

　A氏50代男性。職場の健康診断で採血データの異常を指摘され，入院。精査の結果，大腸がんstage Ⅳで，手術の必要性があり，人工肛門（ストーマ）造設が必要となった。主治医がICでA氏に対し，がん告知と共に手術や化学療法の必要性を説明した。A氏は淡々と聞いていたようだが，翌日担当看護師がどのような説明がされたのか聞いても，「う〜ん何でしたっけ」「退院っていつぐらいにできそうですか」「沖縄に行くのが好きなんです」など一向に手術の話に触れない。話を聴こうとしても困難で対応方法に困り，リエゾン精神看護専門看護師に連絡があった。

　リエゾン精神看護専門看護師が面談に行った際も自ら手術に関する話は一切しなかった。普段の生活や趣味について話を聴いた結果，小規模ながら会社経営を行っており，従業員もいることが分かった。防衛機制の否認の状態であるとアセスメントし，病棟看護師にはアセスメントした結果を伝え，無理に手術の準備を進めないように話した。主治医にも現在の状況

を伝えた。

　数日音楽を流しながら，ハンドマッサージなどを行った。ある時，A氏は夜間寝つきが悪いと話しはじめ，「これからどうやって会社を守っていけばいいのか」「がんになったみたい……」と話し始めた。さらには，昨年父親が肺がんで亡くなったこともわかった。リエゾン精神看護専門看護師は，ご本人の訴えを丁寧に聴き，辛い時に人間はA氏のような心理状態となることがあると説明した。不眠に対する薬剤提案を行い，翌日伺ったときにはよく眠れた様子であった。その後，「いろいろとありがとうございました。先生の話をもう1度聞くことはできますか。僕だけだと不安なので，一緒に聞いてもらうことはできますか」と提案があった。主治医に伝達し，再度時間調整をしてICが行われた。手術は無事に行われ，人工肛門は手術が数日してから一緒に見るなどサポートを行い，徐々に手技を覚えていけるようにした。病棟看護師も退院後の生活状況を聞き取りしながら，指導を進めていき，無事に退院となった。

　ただし，病院に導入されて初期のリエゾン精神看護専門看護師を除き，リエゾン精神看護専門看護師はすべての事例を直接ケアにするべきではない。依頼する看護師が，すべての問題をリエゾン精神看護専門看護師に依頼すれば解決できると考えると，自ら成長し解決していく能力が育たないからである。依頼のあった内容を分析して問題を明確化し，依頼者が解決できそうであれば対応方法を伝達し，相談対応とすることも教育的な役割として必要となる。

(2) 相談（コンサルテーション）

　相談（コンサルテーション）とは，解決したい事柄について，その分野の専門家（コンサルタント）が相談者（コンサルティ）から相談を受け，問題の改善のために問題状況を分析したり，専門的な知識を提供したりする問題解決に向かうプロセスである。コンサルタントとコンサルティは，お互いに対等な関係にある。コンサルタントの助言を実行するかはコンサルティの自由であるが，結果に対する責任はコンサルティが持つ。つまり病棟看護師が，リエゾン精神看護専門看護師にある問題を相談して助言を受けた場合，どのように対応するかは病棟看護師にゆだねられる。リエゾン精神専門看護師は，受容的で相手の脅威とならない姿勢で対応し，「この人なら安心して相談できる」と相手に思ってもらえるように対応することが求められる。

　リエゾン精神看護看護師への相談（コンサルテーション）では，担当す

る看護師や看護師長が，不安，抑うつ，せん妄や怒りのある患者への対応に悩み，依頼をかけることが多い。また，家族のアセスメントや介入方法，支援方法についての相談もある。管理者からは，スタッフのメンタルヘルスに関して相談するケースもある。

【事例2】

B氏80代女性。大腿骨頸部骨折の診断を受け入院。認知機能は年相応で，入院後は「迷惑かけてごめんなさいね」と話し，時々疼痛を訴えていた。数日して夜間に「警察に電話するわよ」「私に触らないで」と興奮が見られた。病棟看護師は，夜間せん妄と考え，ハロペリドールを投与したところ昼夜逆転となり，夜間の帰宅欲求や興奮が続き，リエゾン精神専門看護師に相談した。リエゾン精神専門看護師がカルテを確認すると，疼痛に対してコントロールが不十分であり，鎮痛剤が頓服対応であったがほとんど使用されていなかった。また，飲水や食事量の低下から脱水も疑われたため，鎮痛剤の定時内服や，補液・飲水励行を勧めた。さらに時計やカレンダーを設置し，状況説明を簡易な言葉で看護師から説明するように伝えた。また精神科医と相談し，夕食後にリスペリドン内用液0.5ml 1Pを定時内服することを担当医に提案した。その後，症状は安定して手術を施行。術後も疼痛コントロールしながら早期離床をすることで，症状が落ち着いて過ごせて自宅退院となった。

相談（コンサルテーション）のタイプには，4種類ある。コンサルテーションのタイプと内容を表2に挙げる。リエゾン精神専門看護師は，コンサルティからの相談内容をよく聞き取り，起きている問題の焦点は何かを分析し，対応方法を検討する。検討した中から，問題を解決でき，かつ組織

▼表2　コンサルテーションのタイプと内容

タイプ	内容
1．クライエント（患者・家族）中心のコンサルテーション	患者・家族に焦点を当て，どのように理解しアセスメントしたらよいかについて相談を進める。
2．コンサルティ（相談者）中心のコンサルテーション	課題のある状況において，コンサルティ（相談者）がどのように対応したらよいか，コンサルティ自身に焦点を当て力量の向上を目指したもの。
3．プログラム中心のコンサルテーション	新たなプログラム（例：うつ病の集団療法，せん妄予防など）を導入することに関する相談。
4．コンサルティ中心の管理に関するコンサルテーション	管理者自身の課題に焦点を当てた相談（例：中堅看護師への教育，主治医とのかかわり方など）。

全体が医療の質を向上できる最もbestな方法を選択する。

(3) 調整 (コーディネーション)

　調整とは，精神看護の知識を用いて，精神心理的問題を抱えた患者や家族が必要なケアを受けられるように，医療従事者とのコーディネーションを行うことである。また，患者・家族の問題だけでなく，精神的に不安定なスタッフの復職に向けて管理者と話し合ったり，業務量の検討を行ったり，支援体制の構築をしたりすることも調整の1つであろう。実際には，相談されたケースであるため，実践や相談と並行して行っているといえる。

【事例3】

　C氏30代の女性中堅看護師。夜勤で働いているとき，担当していた患者がせん妄で何度も心電図を外していた。その度にモニターを付け直したが，朝方ラウンドに行った際に患者が亡くなっていた。担当医からも強く注意され，C氏は自分の責任を強く感じた。数日しても自分の仕事が手につかず，昼の休憩の際も食事量の低下が目立った。

　看護師長がC氏に声をかけ，リエゾン精神看護専門看護師との面談を行った。C氏は会話中に泣き出して，「夜眠れなくなった」「自分が情けない」ことなどを話した。リエゾン精神看護専門看護師は，C氏が多忙な中で何とか対応しようとしていたことを認め，看護師長と情報共有してよいかC氏に確認した。リエゾン精神看護専門看護師は，C氏に休息が必要であると考え，看護師長と話して1週間休暇となった。副看護部長や看護部長とも情報共有するとともに，C氏が休暇に入る前に1日の過ごし方やリラクセーション法について共有した。1週間後，C氏はやや表情は固いものの「実家の犬と過ごして少し落ち着きました」と話す。フリー業務から再開し，問題ない状況であると看護師長や産業医とも話し，C氏は通常業務を再開。面談は2週間おきに実施し，フォローした。

(4) 倫理調整

　倫理調整とは，患者・家族の倫理的問題や，医療従事者が感じる倫理的葛藤に対して，倫理の視点や精神看護の知識をもとに行う調整のことである。リエゾン精神看護専門看護師には，認知症患者に対する身体拘束の必要性や，脳器質性疾患患者の易怒性やセクシャルハラスメントに対する対応方法などの倫理観から葛藤を生じやすいケースが相談されることがある。

　最近では，臨床倫理サポートチーム（EST：Ethics Support Team）が発足し，臨床で生じるさまざまな倫理的な問題に対して，問題解決のサポー

トを行っている病院もある。依頼者である医師や看護師と共に，臨床倫理4分割法[8]などを用いながら多職種で検討していく。具体的には，終末期に近づく患者の治療継続依頼に対してどう考えるべきか，既往に統合失調症があるがん患者の意思決定能力をどう評価するかなど，意見の対立が生じやすいケースを扱う。リエゾン精神看護専門看護師は，精神看護の専門家としての意見を述べる。臨床倫理サポートチームとして，1つの意見を示すが，最終的に方針を決定するのは，依頼者としている。

(5) 教育

精神疾患に関する知識や精神看護に関する技術を，病院内で医療者を対象に勉強会を行ったり，公開講座等で一般市民を対象にメンタルヘルスや疾患，看護ケアに関する講座などを行ったりする。また，大学や大学院など，教育の場でリエゾン精神看護のアセスメントや介入方法について講義し，実習指導をすることも精神看護の質向上に向けた教育活動の1つと言える。最近では，いつでも自分の好きな時間に視聴できる「e-learning」などインターネットを用いた講義も増えている。

(6) 研究

精神看護専門看護師は，この分野の発展を目指し，よりよい実践やコンサルテーションなど，その役割に関連した実践報告や研究を積み重ね，その成果を発表することによって，看護の質の向上と看護学の発展に寄与する役割も担っている。自ら研究を行う役割以外にも，倫理委員会のメンバーとして研究計画が倫理的に問題ないか査定したり，病院内の看護師に対して研究計画の指導を行ったり，学会での発表についてアドバイスをしたりすることも求められる役割の1つである。

8) 看護師のメンタルヘルス支援

スタッフや管理者の就労にかかわるメンタルヘルス支援は，リエゾン精神専門看護師の役割の1つである。新人の医師や看護師がリアリティショックで不適応を起こしたり，中堅看護師が燃え尽き症候群となり疲弊してしまったりと，過労が原因となっているケースが多い。また，職場の人間関係の悩みや，家族などプライベートの悩み，インシデントやアクシデントを起こしたことによって不安定となる看護師のメンタルヘルス支援などもある。その際は，本人または管理者から依頼を受け，支持的面接を行ったり，ストレスマネジメントの考え方を伝えたり，ストレスに対するものの受け止め方について検討し，職場に適応できるように支援する。

休養や精神科の薬物治療が必要な場合には，受診を進める。必要に応じて，本人の同意のもと，管理者に状況を伝え，産業医や管理者と相談しながら，支援が必要なスタッフの仕事の軽減や対応について調整を行う。

最近では，経年別のメンタルヘルス研修を通して，同僚と共に自分の職場の状況や感情について話し合ったり，ポジティブなフィードバックを行ったりすることで，中長期的に予防的介入をすることもある。具体的には，経年別で起きやすい問題を共有したり，認知行動療法の考え方を活かして自分の逸脱したネガティブな考え方を変容したり，アドラー心理学[9]を用いて人間関係を見つめなおし，捉え方や対応の仕方を検討したりしている。リエゾン精神専門看護師は，各スタッフがストレスマネジメント能力を付けていくように，精神看護の専門性を活かして支援していく。

9) これからの精神看護

リエゾン精神看護専門看護師は，こころの専門家として中大規模病院では周知され始めている。実際，看護部や救急部，一般診療科の中でもリエゾン精神看護の必要性を実感されているケースが多い。

ただ，専門看護師の数は緩やかに上昇しているものの，まだまだ全国的に充足しているとは言えない。それは，精神看護専門看護師も同様である。その理由は，看護師の意欲の問題だけでなく，教育機関が限られること，大学院教育の費用負担が大きいことや教育期間が認定看護師より長いことなどもあるだろう。また，就業に関して専門看護師をどのように配置するかは管理者の考え方が大きいこと，発展段階で負担が大きいことなども理由としてあると思われる。しかし，こころの問題はどの時代においても常に存在するものであり，リエゾン精神看護専門看護師は，今後も発展的に活動していくことが重要と考える。

（宮木 良）

引用・参考文献
1) 野末聖香編：精神医学・看護におけるコンサルテーション・リエゾン活動の発展の歴史．Ⅰリエゾン精神看護 リエゾン精神看護 患者ケアとナース支援のために．医歯薬出版，3—6，2013．
2) GW. Henry：SOME MODERN ASPECTS OF PSYCHIATRY IN GENERAL HOSPITAL PRACTICE. The American Journal of Psychiatry，86，481-499，1929．
3) 坂田三允総編：3コンサルテーション・リエゾン精神医学，リエゾン精神看護学の発展 第1章リエゾン精神看護とは．精神看護エクスペール16 リエゾン精神看護．21-23，2006．

4) 公益社団法人日本看護協会：https：//nintei.nurse.or.jp/nursing/qualification/about_institution.

5) 武藤教志：専門的な思考を鍛える看護のためのフレームワーク.精神看護出版，34-35，2012.

6) Beck, A.T.：Congnitive therapy and emotional disorder.International University Press.1976.

7) 大西秀樹編：2コンサルテーションの基本 Ⅰ総論 専門医のための精神科臨床リュミエール24サイコオンコロジー.中山書店，13-25，2010.

8) 白浜雅司：臨床倫理実践のためのコミュニケーション.http：//www.jahbs.info/journal/pdf/vol19/vol19_2_2.pdf，2004.

9) 岸見一郎，古賀史健：嫌われる勇気 自己啓発の源流「アドラー」の教え．ダイヤモンド社，2013.

第3章

精神看護の技法

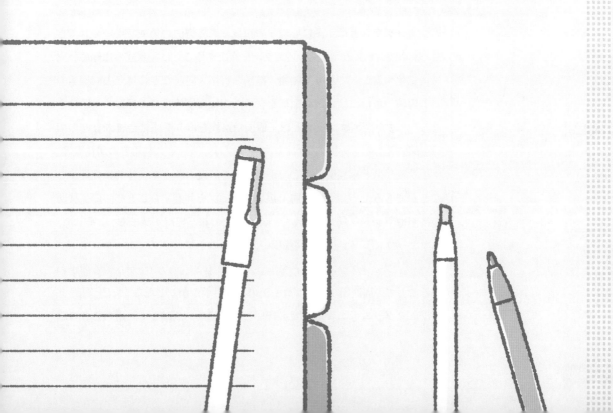

1 アセスメントの視点と観察

1. 行動に着目した看護過程

　精神疾患を有する患者が，再発を予防し，長く地域社会で生活を営んでいくためには，病気の知識，服用している薬の作用・副作用の知識，病状悪化の際のサインやその対処法，衣食住の生活技能，問題解決や対人関係といった社会生活技能などの知識や技能獲得・向上が必要となる。

　「行動」に着目した看護過程を確立した森[1]は，患者が行動を起こすまでに必要な要素には，「知識があること」「感情的受容」「負担感が少ない＝自信がある」の3つがあり，さらに行動に影響を及ぼす要因として「生物学的因子」「発達に関する因子」「文化的因子」「環境因子」「家族的因子」「病的因子」「心理的因子」「社会的因子」の8つを挙げている（図1）。この8要因3要素の視点をもとに看護過程を展開することで，精神疾患を有する患者が抱える何らかの課題や問題を効果的に解決できると考える。

（山田 洋）

2. ジェノグラム・エコマップ

　ジェノグラムとは，主に心理学の領域や家族療法の領域で用いられてきた「家系図」である[2]。ジェノグラムを作成することは，家族の血縁の歴史を視覚化することであり，結婚・離婚・再婚・同居などに伴う夫婦関係や親子関係，さらには義理の関係を含めた複雑な家族模様の把握の手助けとなる[3]。また，エコマップとは，個人や家族を取り巻く社会資源とその関係を図式化したものである[2]。エコマップは，サービス利用者の居住環境，支援サービスと家族関係などのかかわりの程度の強さを全体的に把握することができるため，支援者同士がエコマップを共有することで，関係機関の役割やネットワークを組んでいくうえでの相互理解が深まる[3]。そして，エコマップにジェノグラムを組み入れたものをジェノグラム・エコマップという。ジェノグラムに加えてエコマップ内の支援のつながりの強弱がわかることで，周囲環境のアプローチの視点の手がかりとなる（図2）。

　ジェノグラムもエコマップも統一した記載ルールはなく，用いられる臨

床の場によって異なる。ただし，ジェノグラム・エコマップは患者を取り巻く環境を理解するツールであるため，かかわる支援者が共有できるように図式化することが大切である。ジェノグラムを描くポイントとして，関係が深い2～3世代を描き，性別・年齢，職業，健康状態等を記載しておくと支援者同士で情報を共有しやすい[2]。また，エコマップには，同居している人々をマルで囲み，互いの関係性の強弱を記号で示すといった特徴がある。関係性を図式化するため，描き手のアセスメントに左右されるということを理解したうえで，関係性の意味を理解しながら，作成することが重要である。このように，ジェノグラム・エコマップを作成することで，家族構成に加えて，家族成員同士の関係性や，地域関連機関とのつながりを理解することができ，現段階でのサポート支援の状況や，今後アプロー

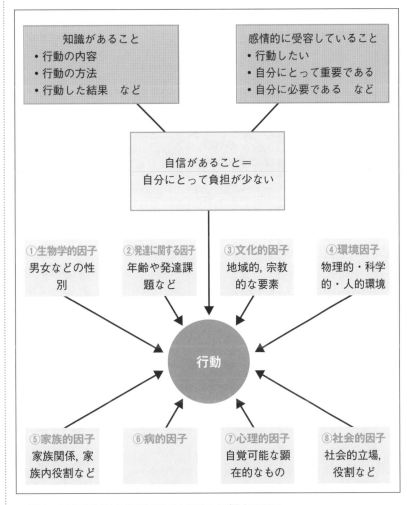

▲ 図1　行動を起こすまでに必要な要素と影響する要因

チが必要な視点を見出すことができる。

　多くの場合，ジェノグラム・エコマップは精神症状悪化による家庭生活
への影響や，家族機能が破綻しているケース，本人が孤立しているケース
について家族関係・支援サポートを把握するのに利用される。ジェノグラ
ム・エコマップは，支援者同士が患者を取り巻く環境を把握するためのツー
ルであるが，精神障害をもつ人自身が，自己を取り巻く環境を客観的に
理解する手段として，エコマップを作成することも可能である。図式化し
たものを支援者とともに共有することで，自分には多くの支援者がいるこ

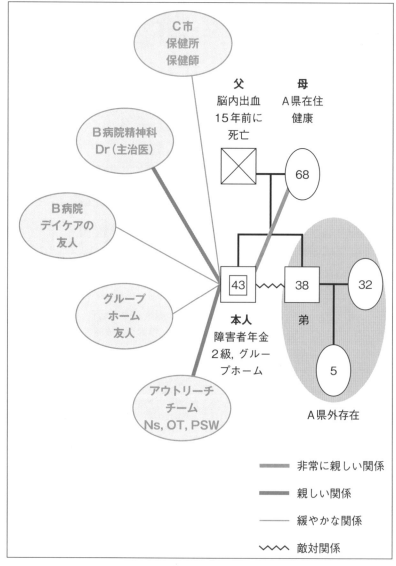

▲ 図2　ジェノグラム・エコマップの例

とを実感し，たとえ家族との関係が疎遠になっている当事者でも，支援者がいることを理解することそのものが今後生きていくことの励みになり，積極的に地域生活に目が向けられるようになる。

（菅原裕美）

3. 病態生理の理解

アセスメントは，解釈・分析・推測・判断の4側面から成り立っている。この一連の過程を踏むことで，対象者の行動や目に見えにくい身体の中で起こっていることが，身体の生理学的な変化によって起こる状態であることが理解でき，これが疾患を含む患者の把握につながる。これは精神障害者のみならず，どの疾患の患者においても共通することである。

精神疾患は，脳の機能不全や心理社会的な要因によって生じるその人の生まれもった素質，生まれてから習得した能力，環境要因などによるストレス及び対処能力が関連して発症することが明らかになっている。これらのことを十分に認識し，理解しておくことが，精神疾患をもつ対象者をアセスメントするうえで重要である。

4. アセスメントの視点

1）神経認知機能と社会認知機能の影響

精神看護の対象者は，行動の決定力と行動の自覚を司っている「神経認知機能」や「社会認知機能」に障害をもっていることが多く，それが日常生活動作や行動に影響を及ぼしていると考えられる。「神経認知機能」とは意識や記憶，注意，実行機能，運動，言語などの認知機能のことを指し，「社会認知機能」とは表情や視線などから他者の感情を推測する社会的知覚や，他者の意図する事柄や感情を察する能力である「心の理論」，共感するなどの認知機能のことを指す。特に「社会認知機能」は，他者と円滑にコミュニケーションを図り，良好な対人関係を築く重要な機能であると考えられており，精神疾患をもつ対象者の行動をアセスメントするうえで必要である。

2）身体の変化（神経伝達物質）が及ぼす影響

心身医学の分野では，心理状態と身体の状態が相互に影響し合っているという「心身相関」という考えを前提として対象者をとらえている。精神疾

患においても神経伝達物質の影響により，身体的変化が現れる。

　たとえば精神疾患による症状や心理的不調があるときに，脳内ホルモンであるアドレナリンやノルアドレナリンの影響により，動悸や大量の発汗，呼吸の苦しさ，身体の冷え等の身体の異常が現れる。このような身体的な変化が，患者の行動にどのような影響を及ぼしているか，どのような日常生活の困難があるのかをアセスメントすることが必要である。

3) 患者のもつ力 (強み：ストレングス) に着目

　実際に精神疾患をもつ対象者を目の前にし，看護を展開していく際に看護師が初めに感じるのは，対象者が現在抱えている日常生活における困難さかもしれない。もちろんそのことも重要ではあるが，「その人のもっている強み (ストレングス：Strength)」に着目しアセスメントすることが看護としては必要になる。ストレングスには，表1に示すように「性格」「技能や才能」「環境」「関心や願望」の4つの側面がある[4]。

　看護師はその人の強みを引き出すように支援し，活かしながら「障害をもちながらも"その人らしい"生活を送ること」を目指すために必要な援助は何かという視点でアセスメントすることも必要である。

4) 対象者と援助者との認識の一致

　看護師が必要な援助であると判断したことも，対象者には問題意識がない場合にいわゆる"ズレ"がおこり得る。一方的な援助にならないようにするために，看護を行う側と対象者の考えや認識を一致させる必要がある。そのためには対象者を日々観察し，対話を重ね目標を共有することが重要となる。

▼表1　4つのストレングス (例) [4]

項目	性格	技能／才能	環境	関心／願望
内容	• 正直 • 思いやりがある • 希望をもっている • 勤勉 • 我慢強い • 繊細 • 世話好き • 気さく	• 計算に強く金銭管理ができる • 記憶力が良い • 過去の職業 • パソコンに強い	• 安全な住居 • 家族が支持的 • ペットの犬が生きがい	• 近い将来運転免許を取得したい • 映画を観ることが趣味 • 喫茶店に行って1人で過ごすことが好き

5. 観察

　行動は，何らかの刺激に対して注意を向け，記憶したことや抽象的な思考と統合して，意識した運動出力によって惹起された運動である。すなわち，どのような行動を起こすのか（行動の内容），どのように行動するのか（行動の方法），この行動を起こした結果どのようになるのか（行動の結果）に関する記憶した知識があること，行動を起こすことが重要である／それを行動する必要がある（判断）という抽象的な思考，行動を起こすことができる（自己効力感），その行動をしたい（意志）という意志に基づいた判断が必要になる。これらが，行動を構成する要素となる。

　表2に，人間の行動をⅠ．生命活動を維持する行動，Ⅱ．社会生活を維持する行動，Ⅲ．人と交流する行動，Ⅳ．自分らしさを求める行動の4つに区分[5]し，観察のポイントを示した。

6. メンタル・ステータス・イグザミネーションの視点

　精神科において看護師は「患者の精神に何が起きているのか」について，客観的データに基づき，専門知識を用いて推論し，適切な臨床判断をしながら看護を行うことが重要である。それを行う技術が，メンタル・ステータス・イグザミネーション（Mental Status Examination：MSE）である。

　MSEでは，患者の外観に現れる精神状態を観察し，患者が語る体験をありのままに聴取して記録上に再現し，それらに対して適切な専門用語を用いて定義づけアセスメントを行う。MSEには表3の5つの領域が含まれる。

（中村裕美）

引用・参考文献
1) 森千鶴：「行動」に着目するMORI式看護過程が精神看護をとらえやすくする．精神看護，9(1)，48-54，2006.
2) 小林奈美：家族アセスメントPart 1 カルガリー式家族看護モデル実践へのセカンドステップジェノグラム・エコマップの描き方と使い方．医歯薬出版株式会社，54-96，2009.
3) 日本家族心理学会編：個と家族を支える心理臨床実践Ⅲ支援者支援の理解と実践．金子書房，109-118，2017.
4) 伊藤順一郎：演習「ストレングスモデルのケースマネジメント」．
5) 武藤教志，他科に誇れる精神科看護の専門技術メンタルステータスイグザミネーションVol.1．精神看護出版，2017.
6) 武藤教志，他科に誇れる精神科の専門技術メンタル・ステータス・イグザミネーション患者の症候をとらえる視点．精神科看護，46(3)，40-44，2019.

▼表2　行動区分と観察項目[5]

行動区分	観察の視点	観察項目
Ⅰ. 生命活動を維持する行動	1. 食事をする	食欲，嗜好，間食，食事動作，準備，片付け，気をつけていること，身長，体重，血液データ
	2. 飲水する	飲水行動，電解質バランス
	3. 排泄する	尿量，回数，比重，便性状，便通の整え方，下剤の使用，月経周期，随伴症状，対処行動
	4. 休息する	睡眠時間，睡眠に対する満足感，対処行動
	5. 活動する	見当識，日中の活動量，いつも行う運動
Ⅱ. 社会生活を維持する行動	1. 問題を解決する	問題への対処行動，性格（家族，友人，本人）
	2. 清潔を保持する	入浴，洗髪，化粧，洗濯，服装
	3. 住まいを整える	ベッド周囲の片付け
	4. 経済活動をする	職業，小遣い（収入源），入院費支払い，管理
Ⅲ. 人と交流する行動	1. コミュニケーション内容・方法	コミュニケーション内容に思考している内容が含まれる，方法は大方の場合，言語による
	2. 態度	従順，おもねる，拒否的
	3. 対象：家族，友人（同性・異性），医療職者	キーパーソン，面会者関係のとり方医師や看護師とのコミュニケーション
Ⅳ. 自分らしさを求める行動	1. 好きなこと，目標，趣味など	ストレングス（性格，技能／才能，環境，関心／願望），宗教
	2. 信念：宗教など	自分をどう見ているか（自己意識），病識
	3. セルフイメージ	自分の行いたいように身の回りを整える
	4. 健康を管理するための行動	服薬行動，食事制限，運動等自己管理するために行っていること

▼表3　MSEの5つの領域

精神医学的病歴	患者の人物像や生活像をアセスメントする領域で，7つの枠組み（①個人確認の資料，②主訴，③現病歴，④既往歴，⑤生活歴，⑥家族歴，⑦住環境）を用いて患者の過去の情報等を整理する。
精神症状	9つの精神機能別（①外観，②意識，③記憶，④認知，⑤感情，⑥意欲，⑦思考，⑧知覚，⑨自我）に，精神症状や精神機能障害（低下）のSOデータを収集し，過去から現在におけるセルフケア不足の要因を探るためのアセスメントである。
心理的反応	9つの枠組み（①欲求，②悲嘆，③危機，④認知，⑤障害受容，⑥行動変容，⑦発達段階，⑧リカバリー，⑨パーソナリティ）を用いてアセスメントを行う。観察で得たSOデータから，この9つの心理的反応に該当するものを探し，セルフケア不足を起こす要因を探る。
セルフケア	6つのセルフケア項目（①空気・水・食物，②排泄，③個人衛生，④活動と休息のバランス，⑤孤独との付き合い，⑥安全を保つ能力）ごとにSOデータを収集し，アセスメントを行う。"病院内でのセルフケア"ではなく，"退院後の生活におけるセルフケア"を目標に考える視点が重要である。
薬物療法	過去から現在に至り処方されてきたすべての1つ1つの薬剤の薬力と薬物動態の薬理学的な知識の基づいて理解していく。

2 面接・コミュニケーションの技術

1. コミュニケーションとしての面接

　面接とは，患者に治療への参加を動機づけ，治療効果を上げるために行う意図的な治療的コミュニケーション（therapeutic communication）である。治療者は自分の身体（頭，口，耳，手）を使い，言語とそれに一致した非言語的要素を合わせて提示する。そして，患者とのメッセージのやり取りを通じて，患者の主観的な体験に焦点を当て，患者と治療者が共同で問題解決を進める関係を深めるものである。

　治療的コミュニケーションは心理療法の基礎として実践されてきたが，近年では看護場面でも取り入れられるようになった。早期の治療介入により症状コントロールがなされるようになってきた精神科では，治療的関係を支える治療的コミュニケーションが重要な位置づけになってきている。

2. 面接の基本的な心得

1) 効果的な傾聴のためのかかわり

　面接においてもっとも基本的な技法は，援助しようとしている人の話をよく聴くことである。看護師が関心や興味をもって話を聴くという相手を理解しようとする態度は，非言語的情報として患者に伝わり，患者の話そうとするモチベーションが上がる。その結果，患者の抱える問題や疑問を見直し，いまの状況を改変しようと患者と看護師がともに努力することで，治療的コミュニケーションを促進することになる。

2) 身体や態度

　穏やかなまなざしで，眼をできるだけ相手と合わせる。しかし，圧迫感を与えないために見つめすぎない。表情は固すぎず，柔らかすぎず，できるだけ肯定的な感情表現を豊かにする。身体はやや前かがみで，腕組みや脚組みは避ける。

　さらに，看護師の話すスピードや声の大きさ，声の調子には，患者の話に興味をもって聴いていることが表れる。看護師に緊張や困惑が生じると，

ためらいがちに話し，口ごもることが多くなるので，自分が面接を行うときの落ち着いた声の調子や話し方を意識して確認しておくとよい。

3) 位置関係

　面接を行うときには，患者との心理的な距離から物理的距離を考えて配慮する必要がある。話をする2人の身体と身体が手を伸ばせば触れることができる程度（45〜120cm）が親しい友人同士で会話するときの距離といわれており[1]，面接においてもこの距離感が適している。患者に近づきすぎると脅威を与え，また，距離が遠すぎると不安感を与えるので，患者との心理的距離を測りながら，どのくらいの距離を取ればよいかを考える。

　患者との向き合い方は，初対面のときは斜め45度くらいのところから接すると関係を築きやすい。また，あらたまった話や正式な話をするときは真正面から話す対面法を用いる。さらに，患者の主観的な話題に触れるときには90度の位置，関係を築けていない時期は並列に並ぶと緊張感が緩和され，話しやすい位置関係となる（図1）。

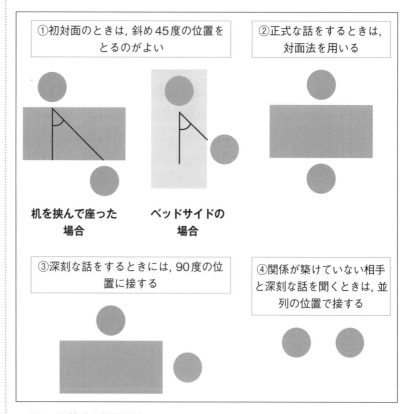

①初対面のときは，斜め45度の位置をとるのがよい

②正式な話をするときは，対面法を用いる

机を挟んで座った場合

ベッドサイドの場合

③深刻な話をするときには，90度の位置に接する

④関係が築けていない相手と深刻な話を聞くときは，並列の位置で接する

▲ 図1　面接時の位置関係

4) 傾聴

　傾聴の目的は患者を理解することである。そのためには，患者の姿勢，表情，動作，声の調子などの非言語的な行動を観察し読み取ること，患者が話している内容に注意を払い言語的メッセージを聴くことが必要である。そして，援助過程や日常生活を関連させ，総合的に患者が言いたいことを理解するように努める。看護師が話題を飛躍させたり，妨げたりすることをできる限り避けて，患者がすでに話していることに気持ちを集中して，その人そのものに注意を向けて理解するように心がける。

3. 基本的なコミュニケーション技法

　ここでは，かかわりと傾聴を土台にして，話を深める技術を紹介する。これらは，連鎖的に使うことで効果を発揮する (表1)。

▼ 表1　基本的なコミュニケーション技法

主なコミュニケーション技法	解説と表現の例
閉じられた質問 (closed question)	イエスかノーかで答えられる質問。 例：「昨夜は眠れましたか」
開かれた質問 (open question)	イエスかノーかでは答えられない質問。 例：「昨夜の睡眠状態はいかがでしたか？」
会話の促進	瞬間的な発話や動作で，患者の語りを促す。 例：うなずき，「ええ」「そう」「うん」「それからどうなったのでしょう？」
言い換え	患者が言った言葉を看護師が理解した言葉で言い直したり，そのままの言葉を言い返す。例：「○○さんは，会社があなたをクビにするかもしれないことを気にかけているのですね」
要　約	看護師が患者の話している内容の要点をまとめて伝える。 例：「○○さんが今日一番話したかったことは，お母さん にもっと理解してほしいということだったんですね」
感情の反映	看護師が患者の表現しきれない感情，情動をとらえて，言 葉にして伝える。 例：「働きがいを感じて，うれしく感じているんですね」「上司に認めてもらえないので，がっかりしているんですね」
情報提供・提案	患者の自己選択を支援するような情報を提供し，提案をする。例：「○○については，△という方法や□という方法があります」
看護師が自分の考えを 伝える	看護師が自分の考えを患者に伝える。例：「私は，○○さんはご自分のことをよくわかっていらっしゃるんだと思いました」
受　容	看護師が患者に共感していることを言葉にして伝える。例：「あなたが○○だということは，よくわかります」

1）閉じられた質問（closed question）と開かれた質問（open question）

　看護師が最初にすべきことは，患者が問題の状況をどう把握しているかを知るために，客観的に問題を眺めることである。そこで用いるのが，じられた質問（closed question）と開かれた質問（open question）である。前者はイエスかノーかで答えられるものであり，後者はイエスかノーかでは答えられないものである。閉じられた質問（closed question）は答えやすさはあるが，看護師が関心のある話題に誘導してしまうという面もある。一方，開かれた質問（open question）は，話が展開しやすいという利点があるが，患者の関心のある話題が中心となり面接が散漫になる可能性がある。患者が自分の問題を明らかにするのを助けるために，閉じられた質問（closed question）と開かれた質問（openquestion）を上手く使い分ける必要がある。

2）会話の促進，言い換え，要約

　会話の促進とは，うなずいたり，相づちをするなどして相手の発言を促すことをいい，患者に共感していることを表現するものである。言い換えとは，相手の用いた言葉を別の表現に置き換えることをいう。さらに，要約とは，患者が語ったことの重要部分をくり返し，話のエッセンスを確認することをいう。これらの技法は，会話を活性化したり，焦点を明確化する働きをする。

3）感情の反映

　患者が「いま，ここ」で感じている気持ちに焦点を当てていく技法を感情の反映という。患者の言語コミュニケーションと非言語コミュニケーションの両方を手がかりに，相手の気持ちをとらえてフィードバックしていく感情の反映は，患者が自分の心の底にある感情に気づく機会を与え，葛藤に向き合ったり，自己理解を深めることなどに役立つ。

4. 面接の構造

　面接の基本的な構造を図2に示した。

1）面接の枠組み

　面接の基本になるのは，治療を進めていくための枠組みである。看護師

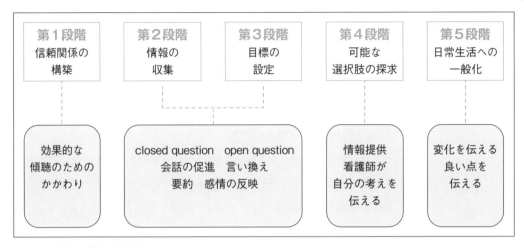

▲ 図2　面接の基本的な構造

は，患者に対して「○○についてお話したいのですが，お時間はよろしい
ですか？」と伝え，面接時間，面接の目的，面接環境などの枠組みを設定
する必要がある。入院中の患者には日常生活支援の中で治療的コミュニケ
ーションを活用するため，意図的にかかわる必要がある。

2) 信頼関係の構築

　面接がうまくいくかどうかは，患者と看護師の間に築かれる信頼関係に
かかっている。しっかりとした信頼関係が構築できると，患者は面接の中
で，安心して自由に振る舞い，素直な感情を表現できるようになる。信頼
関係を構築するためには，効果的な傾聴をすることが重要である。

3) 情報の収集

　患者や患者の抱える問題に関する必要な情報の収集を行い，患者がどの
ように問題をとらえているかを見極める。

4) 目標の設定

　患者の問題を要約し，患者自身が「どうしたいのか」に焦点を絞って目標
を設定する。このとき，看護師は「理想的な解決策はどのようなものだと
思いますか」「このことに関してあなたはどうしたいのですか」と問いかけ，
現実の自己と理想の自己，現実の状況と望ましい状況などの矛盾と向き合
う手助けを行う。

5) 可能な選択肢の探求

　患者の抱える矛盾が識別できたら，問題解決に向けての選択肢を引き出して，患者と共に実現可能なレベルまで検討する。ここでは，看護師が現実的な情報提供をしたり，自分の考えを伝えることが，患者の助けになる。

6) 日常生活への一般化

　検討した選択肢から改善策を実践し，患者の日常生活においての物事の考え方，感情，行動に生じた変化を面接の中で取り上げて，変化や良いところを明確にして伝えることにより，一般化できるよう支援する。

5.　面接で起こりやすい関係性

　面接で起こりやすい関係性が，感情転移と逆転移である。感情転移とは，患者がかつて自分に対して大きな影響を及ぼした人（たとえば親）に対して抱いていた愛情や敵意などの感情を治療者に対して示すことをいう。その内容が，信頼・愛情・憧れ・依存などであれば陽性転移であり，不信・敵意・恐怖・軽蔑などであれば陰性転移である。これらは，治療において非常に重要な意味をもつもので，感情転移のもとになっている主観的側面を突き詰めて分析することは，患者が抱えている心理的問題を解決することにつながる。

　一方，看護師が無意識のうちに患者に対して向ける様々な感情や考えを逆転移という。患者の感情の流れは，しばしば看護師個人の未解決な問題を刺激し，治療的コミュニケーションの場面に影響をおよぼす。看護師は自分自身と同じ問題を抱えた患者に出会うと，無意識に必要以上に立ち入り，強引に解決しようとしたり，解釈をしすぎたりする。看護師は，自分の姿を患者に投影して「自分の問題としては解決できなかったが，この人の問題は解決してあげたい」と思い，解決を急ぎ，患者に過剰の期待をかけて必要以上に熱心になるのである。また，患者と共に看護師が悩むことになる。

　逆転移に対しては，看護師が自らの感情の変化を検証し，患者の不利益や治療の妨げにならないように注意する。このためには，自己の中にある感情を意識的に対処するように心がけることが必要である。まずは，自己の弱点，長所を正しく知り，いろいろな出来事に対する感情のレベルを把握することから始める。また，自分の能力を過大評価せずに限界を知り，

どのように対処してよいかわからない時には，チームカンファレンスなど
を活用して，対応の方針をあらかじめ検討する。さらに，自らの感情の変
化を検証する作業は個人では困難な場合もあるため，看護師の精神的サポ
ートシステムを整備しておくことが望ましい。

（伊藤桂子）

引用・参考文献
1) Edward T. Hall：The Hidden Dimension．Anchor Books a Doubleday Anchor Book, 119-125, 1966.
2) ジェームズ・F・T・ブーゲンタール，武藤清栄訳：サイコセラピストの芸術的手腕 科学を超えるセラピーの芸．星和書店, 2-13, 2007.
3) アレン・E・アイビイ，福原真知子他訳編：マイクロカウンセリング "学ぶ - 使う - 教える" 技法の統合：その理論と実際．川島書店, 80-102, 1985.
4) ジェラード・イーガン，澤實，飯田栄訳：熟練カウンセラーをめざすカウンセリング・テキスト．創元社, 91-121, 1998.
5) 渡部富栄：対人コミュニケーション入門 看護のパワーアップにつながる理論と技術．ライフサポート社, 133-148, 2011.
6) 藤本忠明，東正訓：ワークショップ 人間関係の心理学．ナカニシヤ出版, 45-56, 2004.

3 治療的コミュニケーション

1. 精神科におけるコミュニケーション

1) 特徴

　精神科におけるコミュニケーションは，対象者の体験を理解し回復に必要なニーズを把握すること（対象理解）と，対象者の回復に向けたケアを実践する治療的な意味において非常に重要である。しかし，精神障害をもつ対象者とのコミュニケーションに不安感や困惑感を抱き，避けてしまい効果的な看護につながらない場合がある。

　理由として，精神機能が障害された結果生じるコミュニケーション障害といった患者側の要因と，精神障害や精神障害者に対する偏見といった看護師側の要因が関係していると考えられる。特に，精神障害（者）に対する偏見は，精神科におけるコミュニケーションの成立を阻害する大きな要因となり，適切な看護の提供にも影響を及ぼす。精神障害への偏見は，精神障害（者）に関する適切な（正しい）情報の不足が関連していることから，精神看護の学習と実践においては，精神障害（者）に関する適切な（正しい）情報（知識）をより多く集め，対象者の障害の程度に応じた対応をとることが重要である。

　また，対象者との関係を治療的に構築することが求められることから，対象者との関係のあり方を客観的に検討し，自身のコミュニケーション技術を向上させ，治療的関係の構築ができるようにする必要がある。

2) 精神症状とコミュニケーション

　脳の機能障害は，知覚や思考，認知，意思・意欲などの精神機能に変調を来し，幻覚や妄想，うつ状態などの精神症状が出現する。その結果，自身を取り巻くさまざまな情報を適切に受け取る技術（受信能力），受け取った情報を状況に合わせて合理的に分析する技術（処理能力），分析した結果を相手の状況に合わせて適切に発信する技術（送信技術）の各技能が障害され，コミュニケーション技能に障害が生じる。

　そのため，他者とのコミュニケーションに問題が生じ，日常生活場面でさまざまな不具合（トラブル）が生じることになる。患者自身は，この状況

を客観的に理解することは難しく，不安感や孤立感を高め精神症状がさらに悪化に進展する。また，周囲の人間は患者に対する不安感や患者とのかかわりを避けるという事態に進展してしまい，対人コミュニケーションがさらに悪化する事態となる。

精神科におけるコミュニケーションを治療的にするためには，精神障害によるコミュニケーション技能の障害を十分に理解し，障害に応じた工夫を行うことが必要となる。

3) 信頼関係構築と治療的コミュニケーション

精神症状によりコミュニケーション技能に障害が生じると，人間関係が悪化し患者の不安や孤立感が高まり精神症状がさらに悪化する。同時に，他者に対する不信感も高まり，より対人関係が悪化し，看護師の介入が一層困難となる。

このような対象者の状態を踏まえ，患者の感情面に焦点をあて信頼関係を構築する支持的精神療法に準じたかかわりが必要である。それには，まず患者が不安や恐怖を感じ，つらい状況にあることを安心して語ることができる場を設定し，看護師が批判，議論ではなく積極的に傾聴し，患者の感情に共感を示す治療的コミュニケーションに基づいた対話をくり返し，患者との信頼関係を構築することが必要である。

4) 新しいコミュニケーションの流れ

近年，薬物療法によらず，コミュニケーションを用いた支援活動で対象者の症状や日常生活機能の改善を目指すかかわりが始まり，効果をあげている。

(1) オープンダイアローグ

オープンダイアローグは，1984年，フィンランドのケロプダス病院で始められた精神疾患をもつ人（相談者）と相談者の重要他者（家族・友人など），複数の専門職の「対話」を通し回復を目指すかかわりである。対話では，相談者を評価的・診断的な視点では捉えず，相談者の「声」に対し専門職がその場で感じたことを「声」で応答することを繰り返し，その結果，相談者の回復が得られるとされる。

主な技法の特徴は，精神障害をもつ人（相談者）との対話の途中で専門家同士が意見交換し，それを患者と家族に聞かせる「リフレクティング（reflecting）」である。リフレクティングの目的は，さまざまな意見交換か

ら新たな方向に対話が進む，今まで語られなかったことが語られ，新たな理解が深まることであり，これによって妄想や幻覚の外在化が容易となり，回復につながるとされる。

(2) ユマニチュード

ユマニチュード（Humanitude）は，1979年にフランス人のGinesteとMaresucottiにより提唱され，認知症患者に知覚・感情・言語を包括的に用いてかかわるケア技法である。

重要な概念は，支援者は対者象の人間らしさを尊重し，良い関係を構築することである。支援者を「心身に問題を抱える人をケアするプロ」と定義し，①心身の回復を目指す，②機能維持，③最後まで寄り添うを目的とする。技法は①見る，②話す，③触れる，④立つで構成され，ケアは①出会いの準備，②ケアの準備，③知覚の連結，④感情の固定，⑤再会の約束，のステップを踏んで行われる。ユマニチュードの効果として，対象者の攻撃性が低下し，支援者がより効果的にケアを提供可能となり，生活の質が向上することなどがある。

(3) パーソン・センタード・ケア

1989年，ブラッドフォード大学のトム・キッドウッド教授が英国保健省から認知症ケアの質評価法の開発依頼から提唱した，認知症を持つ人に対するケアの考えである。中心となる概念は，その人らしさを中心にしたケア，認知症の人の視点に立つケアと解釈されており，認知症を持つ人が周囲の人々との関係を持ち続け，人として受容・尊重されていると実感できるようケアすることとされる。認知症を持つ人の言動を，単に認知症の症状と解釈せずに，言動の持つ意味や訴えをその人の生育過程などの背景を踏まえ考察し，その人のニーズを読み取り対応するケアである。

（村松 仁）

2. 幻覚・妄想のある患者とのコミュニケーション

統合失調症の代表的な症状で，幻覚や妄想といわれている，あるはずのないものが現れる症状がある。幻覚は，実際にはないものが見えたり聞こえたりすることで，視覚や聴覚など，さまざまな感覚で現れる。最も多くみられるのが実在しない人の声が聞こえる幻聴である。妄想は，非現実的なことやあり得ないことなどを信じ込むことで，非合理的かつ訂正不能な思い込みである。誰かが自分の悪口を言っている，見張られているなど，

被害妄想が代表的なものである。

1) 精神症状のアセスメント

　精神症状を包括的に評価する尺度として，簡易精神症状評価尺度（BPRS: Brief Psychiatric Rating Scale）（表1）[1] がある。一般的な臨床面接の中で患者からの情報と医療者の観察に基づいて評価するものである。

2) 陽性症状のある患者とのコミュニケーション

　幻聴や妄想などにより，伝達しようとする情報の内容が理解しにくいものになったり，患者の関心が病的な体験にとらわれたりする場合がある。患者の訴えた内容にかかわらず，まずはじっくり話を聴くこと重要である。看護師はすぐにアセスメントや評価をしがちであるが，患者はその時の気持ちに共感を求めている。共感とは，相手の感情を自分の感情であるかのように感じ，相手に伝えることである。幻聴や妄想そのものを理解することは難しいが，つらい気持ちや感情を理解することや理解しようと努力し，寄り添い苦しみを理解することはできる。

　また，患者のペースを尊重し，ゆっくり落ち着いた態度で聴く必要がある。幻聴や妄想はまわりの者には理解されづらいが，患者にはリアルな体験として感じている。そのため，否定されれば自分の話を信じてもらえなかったと感じるだろうし，肯定されれば症状を助長する可能性がある。内容が事実であるか否かということばかりにとらわれず，「そのように感じているのですね」「そのことで今困っているんですね」など患者の感情に注目して伝えることが重要である。

　病的な体験にとらわれている時間を少なくするために，散歩をしたり話をしたりするなど一緒の時間を過ごし，現実的なかかわりを促すことが必要である。行動を共にする中で，徐々に信頼関係が形成され，日常生活におけるニーズをとらえることができ，援助的なかかわりにもつながる。

　患者は独特の価値観をもっている場合がある。そのような場合でも，一般的な価値観で判断するのではなく，患者の価値観を尊重し，自らが決定できるように援助する姿勢が大切である。また，健康でポジティブな側面や対処能力を信じ，患者の現実検討能力をアセスメントしながら健康な部分に働きかけていくことが看護師には求められる。

（田中留伊）

▼表1　簡易精神症状評価尺度（BPRS）18項目[1]

記入方法：それぞれの症状の重症度の程度を表している適切な番号を○で囲んでください．

患者氏名：　　　　　　　　　　　　　　記入日：
評　価：　　　　　　　　　　　　　　得点（全項目の合計）：
評価基準：

1＝症状なし 2＝ごく軽度 3＝軽度 4＝中等度 5＝やや重度 6＝重度 7＝非常に重度

心気的訴え：身体の健康状態についての執着，身体疾患への恐怖，心気	1 2 3 4 5 6 7
不安：心配，恐怖，現在や未来への過度の懸念，落ち着きのなさ	1 2 3 4 5 6 7
情動的ひきこもり：自発的交流の欠如，孤立，他人とのかかわりの欠如	1 2 3 4 5 6 7
思考解体：混乱し，つながりの悪い，まとまらない，断片化した思考過程	1 2 3 4 5 6 7
罪悪感：自責，恥，過去の行動への後悔	1 2 3 4 5 6 7
緊張：神経質で身体的および運動機能における徴候，過度の落ち着きのなさ	1 2 3 4 5 6 7
衒奇的な行動や姿勢：風変り，不適切，奇妙な行動および態度（チックを除く）	1 2 3 4 5 6 7
誇大性：過大な自己評価，優越感，異常な力量や能力の確信	1 2 3 4 5 6 7
抑うつ気分：悲哀，悲しみ，落胆，悲観	1 2 3 4 5 6 7
敵意：憎悪，軽蔑，敵対的，他人への侮蔑	1 2 3 4 5 6 7
猜疑心：不信，他者からの悪意や差別待遇があるという確信	1 2 3 4 5 6 7
幻覚：正常な，外的刺激の対応がない知覚	1 2 3 4 5 6 7
運動減退：運動，または会話の減弱，遅延，身体表現の変化の減退	1 2 3 4 5 6 7
非協調性：抵抗，用心深さ，権威への拒否	1 2 3 4 5 6 7
思考内容の異常：通常ではみられない奇妙，奇怪，風変わりな思考内容	1 2 3 4 5 6 7
情動鈍麻：感受性の減退，強い感情の減退，平板	1 2 3 4 5 6 7
興奮：感情の高揚，興奮，反応性の増大	1 2 3 4 5 6 7
失見当識：人，場所，時間について正確な想定が混乱していたり欠如していたりする	1 2 3 4 5 6 7

3. 連合弛緩の患者とのコミュニケーション

1）連合弛緩とは

　精神疾患の思考障害は，①思考の進み方（思考過程）の異常，②思考体験の異常（思考吹入，思考奪取，思考伝播など），③思考内容の異常（妄想）に大きく分類される．さらに，思考の進み方の異常には，観念奔逸や思考途絶，思考滅裂などが含まれる．思考滅裂は，考えがバラバラで関連性に欠け，話している途中でも無関係な内容が入ってくることで話にまったくまとまりがなく，結果として何を話しているのか意味が理解できない状態をさす．軽度の思考滅裂では，会話の内容がなんとなくまとまらないという印象をもつが，このような状態を連合弛緩（Luosening of Association）とよぶ．

　思考滅裂が重症化すると，無関係な単語をただ羅列するかのような状

態（「言葉のサラダ」）となる。連合弛緩は，1911年にブロイラー（Bleuler, Eugen）により統合失調症の基本症状として提唱され，感情鈍麻（Affect），両価性（Ambivalence），自閉（Autism）と合わせて4A症状として現在でも知られている[2]。統合失調症の前駆期や残遺期にも生じる症状とされている。

2) 統合失調症の思考障害のメカニズム

　近年，脳波，脳磁図やfMRI（機能的核磁気共鳴断層画像法）といった脳画像検査の進歩により，思考障害と脳機能との関連が報告されている[3],[4]。連合弛緩に関しては，前頭葉の前頭連合野のワーキングメモリー（作業記憶）が十分に機能しないことから情報の統合が困難となり，話の前後の脈絡を失ってしまうと考えられている。統合失調症の患者では前頭葉の活動を制御するドーパミン受容体の機能低下も指摘されている。また言語処理機能の問題として，統合失調症患者では，聴覚連合野の側頭平面の体積が進行性に減少することで音韻処理が障害されることも指摘されている[5]。このように，脳科学の側面から統合失調症の思考障害のメカニズムが明らかになりつつある。

3) 思考障害のアセスメント

　PANSS（Positive and Negative Syndrome Scale統合失調症の精神状態を全般的に把握する評価尺度）[★1]やBPRSなど精神科で使用されることの多い症状尺度のほかにも，思考を「言語」と「行動」という側面からとらえ，構造化面接を用いて思考障害の症状を定量的に評価するアセスメントスケールが考案されている。もっともよく知られているものとして，アンドレアセン（Andreasen, Nancy Coover：1939-）らによるTLC（Thought, Language and Communication disorders）スケールがある[5]。このスケールは，思考，言語，コミュニケーションの障害に対する18項目からなる多角的評価尺度である。TLCの評価項目について，表2に示す。

4) 連合弛緩の患者とのコミュニケーション
(1) 観察とアセスメント

　思考障害のあるなしにかかわらず，患者の考えていること，思っていることに関して，心の中まで読み取ることはできない。結局は患者の話す内容や話し方を観察し，それをもとに評価するしかない。前述したTLCスケ

★1
PANSS：Positive and Negative Syndrome Scale
統合失調症の精神状態を全般的に把握する評価尺度。

ールのように構造化された面接の中で評価することも大切であるが，看護師は看護ケアや日常生活の何気ないかかわりの場面を通して，観察とアセスメントをくり返すことが大切である。また，思考障害の程度を評価することだけが観察の目的ではなく，患者がその時にどのような状況の中にいて，何を感じ，何を思っているかを豊かに想像しながら患者を理解することこそが看護では重要である。

(2) コミュニケーションの実際

①理解する

　話の内容がつながらず会話がかみ合わないことについて，それ自体はあまり気にしない。一見つながっていないと思える話の内容でも，患者の中では意味があることも多い。聴いていて気になった部分があるときは，焦点を絞って聞き返してみる。また，話の内容が理解しがたくても，患者がどのような気持ちで話しているのか，気持ちに焦点を当てて理解することは可能である。何かについて不安や恐怖を感じているのか，困惑や悲しみを感じているのか，嬉しさや楽しさなどを感じているのかなど気持ちに焦点を当てることで，その時の患者の状態を最低限理解することができる。

②質問の仕方の工夫

　看護師からの質問に端を発した会話であれば，質問の答えが結局はっき

▼表2　TLCの評価項目

1. 談話の貧困	会話の量が少ない。
2. 談話内容の貧困	会話量はあるが内容に乏しい。
3. 談話促迫	自発的な会話が過剰。
4. 談話散乱	会話が周囲の刺激によって容易に中断される。
5. 接線的談話	質問とはずれた答えをする。
6. 脱線	会話が本質から離れた話題に移る。
7. 支離滅裂	脈絡なく語句を並べる。
8. 非論理的	誤った推論。
9. 音連合	音韻によって単語を並べたてる。
10. 言語新作	新しい語を作りだす。
11. 語近似	一般的でない語の用い方，一般的でない合成語。
12. 迂遠	まわりくどい非本質的な内容を細かく話す。
13. 結論のない談話	話題が変化して結論がない。
14. 保続	同じ単語，フレーズ，話題を繰り返す。
15. おうむ返し	相手の言葉を繰り返す。
16. 途絶	話の途中で発語が中断する。
17. かたい談話	表情が不適切に形式ばっていたりもったいぶったりしている
18. 自己への関連づけ	個人的な話題に関連づける。

りしないまま終わったということも多くなる。患者の発言が続くようであれば，ある程度聴いたところで，「ところで○○について，（もう一度）質問させてください」と会話の流れを変え，再焦点化することも必要になる。その際は同じ質問の仕方ではなく，返答しやすいように具体的で簡潔な質問をしてみる（「体調はどうですか」よりも「昨日は何時間くらい眠れましたか」「気持ちがイライラすることはないですか」などと聞いてみる）。

③タイミングや環境の工夫

上記のように，オープンクエスチョン（open question）よりもクローズドクエスチョン（closed question）をうまく活用することが大切であるが，かといって一度に質問攻めにしないことも重要である。具体的で簡潔な質問を生活援助の中にこまめに取り入れていき，焦らずに患者の様子を見計らいながら，会話の機会を多くもつようにしたい。また，患者にとって話しやすい状況をみつけたり，作り出すことも重要である。病室や病棟ホールでの会話だけでなく，散歩やレクリエーションなどを活用しながら患者が安心して話せる環境を工夫することも心がけたい。

（板山 稔）

4. 興奮時の患者とのコミュニケーション

1) 興奮とは

興奮とは，自発性活動性が昂進し，多弁多動になり歌ったり踊ったりする，あるいは攻撃的行動が強く表れるようになる状態であり，特に精神疾患がもとで起こるものは精神運動性興奮と呼ばれる。精神運動性興奮は，双極性障害の躁状態のように合目的的で，「何をしようとしているのかは理解できる」了解可能な行動がエスカレートしているものもある。また緊張病（カタトニア）のように目的志向性がないため何をしているかわかりにくいこともある。

せん妄など意識障害を起こしている状態での興奮や神経発達障害に基づく興奮の場合は，突発的な他者あるいは自己への攻撃行為や物への破壊行動がみられることがある。

2) 興奮時の患者とのコミュニケーション

(1) アセスメント

興奮している患者と接する際，その生理的覚醒の程度と攻撃性の程度に

ついてアセスメントし，患者と看護師双方が安全であるようにかかわる必要がある。興奮の原因はさまざまであるが，自己コントロールを失っている状態であれば状況によっては大きく行動が変化することがあるからである。とくに過去の既往から判断して，興奮した場合どのような行動が起こる可能性があるかについて検討することは重要なアセスメント項目である。既に攻撃行動や自傷行為，器物破壊が開始されている場合には即座に保護のための介入を求められるが武器となっているものについて考え武器の作用する力の方向から外れた位置からかかわりに行く。この時身体的な介入として物理的に保護しなければならなくなることがあるがこの際には包括的暴力防止プログラム（CVPPP：Comprehensive Violence Prevention and Protection Program）6) のような暴力防止トレーニングを受け実践することが望ましい。ただし，ほとんどの場合には，興奮の程度の差はあれ，本人には興奮せざるを得ない理由が存在している。興奮が攻撃に転じようとするような場合であっても，患者がなぜ興奮しなければならないかということを理解しようとする姿勢がもっともアセスメントには重要である。

　興奮があるもののまだ行動化されていない状態では声をかけながら少しずつ近づく。興奮時のコミュニケーションでは注意の転導性（相手の注意がどのくらいコミュニケーションに向けられるか），興奮がエスカレートしそうかどうか（声の上ずり，大きさ，会話の速さ，筋肉が緊張している様子，動作の大げささ，興奮がエスカレートしそうな場合さらに興奮を高める刺激となる誘発因子はなにか，逆に興奮を下げることのできる因子は何かアセスメントする。もっとも重要な誘発因子は患者にとって接近する看護師が「安心できない存在」である場合である。看護師自身が患者にとって安心できるようになるための方法は何かもアセスメントする。

　コミュニケーションを図りながらも急な行動化のリスクと武器となるものは何か（手，足など），もし攻撃行動が起こった場合はどの程度のことが起こりうるか，についてもアセスメントしながらコミュニケーションをとることで急な行動にも安全に対応できる。安全であることは看護師の安心感を高め，コミュニケーションを取りやすくする。

(2) ノンバーバルコミュニケーション
　興奮した患者に対して声がけをしていくためには，まず看護者が味方であることを理解してもらうようにかかわると同時に，攻撃されても安全を維持できるように注意する。まず介入する看護師は落ち着くことが重要である。話しかけに行くときには安全を保つために1.5〜2メートル離れたと

ころからかかわる。掌を開き患者に対して少し斜めを向くようにすると相手からは威圧的に思われずに話を聞く姿勢を示すことができる。視線は注意を向けるように，しかし敵対的に思われてしまわないように適度にアイコンタクトを取る。急な動作をすることは相手に脅威を与えるので注意する。患者の体に触れたりする際には患者の同意の下でないと敵意的な帰属がなされ怒りに向かう恐れがあるため注意する。

(3) バーバルコミュニケーション

　生理的覚醒の高まった状態では患者は集中力がなくなり，判断力が鈍った状態となっている。言語的にまったく介入が困難なほどに興奮している状態であれば行動制限が必要になるが，看護師はまず自分と話をしてもらうように注意を向ける。文章を短めに1つ1つはっきりと話し，口論にならないように紳士的に話す。できる限り患者に話してもらう。

　しかし，そのことによって興奮をさらにエスカレートさせるようであれば一時的に制止して休息を促すこともある。治療構造について話し，エスカレートした結果予測される結果を話しつつ，そうならないように共に考えることを示す。説得しようとかあきらめさせようとするのではなく，誠実に，感謝や謝罪などをおりまぜながら，患者に敬意をもって話すことは基本である[7]。

(4) 行動制限時のコミュニケーション

　行動制限時には特に人権に配慮する必要がある。コミュニケーション時はまずは責任をもって対応をすることを誠実に伝えるとともに，患者からの反応にはきちんと応答する。行動制限下にあっても希望を失うことのないように，医療としてどのようなことをしようとしているのかについて丁寧に説明する。患者は「自由を奪われた」と感じる。強制されたという思いは遺恨として残る。看護師は管理的，威圧的にふるまっていないつもりでも，無意識に優位的にふるまっていることがあることを自覚することが重要である。

（下里誠二）

引用・参考文献
1) 簡易精神症状評価尺度（BPRS）精神科医療アセスメントツール. 医学書院, 139, 2001.
2) 峯岸玄心（上島国利, 渡辺雅幸, 榊惠子編）：内因性精神障害 ナースの精神医学改訂5版. 中外医学社, 83, 2019.
3) 功刀浩：統合失調症の認知障害と分子生物学. Schizophrenia Frontier, 8（4）, 292-296, 2008.

4）高沢悟，中込和幸：統合失調の思考障害と言語機能．臨床脳波，45（11），695-701，2003．

5）高沢悟：統合失調症における思考と言語の異常．Schizophrenia Frontier，8（2），89-96，2007．

6）下里誠二編：最新CVPPPトレーニングマニュアル，中央法規，2019．

7）横田泉：精神医療のゆらぎとひらめき．日本評論社，2019．

8）種田綾乃，森田展彰，中谷陽二：住民の精神障害者との接触状況と社会的態度　当事者活動展開地域における住民調査結果の概要．日本社会精神医学界雑誌，29（3），190-200，2011．

9）高沢悟：統合失調症における思考と言語の異常．Schizophrenia Frontier，8（2）13-20，2007．

10）池渕恵美，中込和幸，池澤聰，三浦祥恵，山崎修道，根本隆洋，樋代真一，最上多美子：統合失調症の社会的認知　脳科学と心理社会的介入の架橋を目指して．精神神経学雑誌，114（5），489-507，2012．

11）池渕恵美，統合失調症のコミュニケーション技能　ロールプレイテストを通して．Schizophrenia Frontier，8（2），83-88．2007．

12）イヴ・ジネスト：やさしさを届けるケア技術・ユマニチュードを語る．生存科学，25（1），67-76，2014．

13）本田美和子：優しさを伝えるケア技術　ユマニチュード．心身医学，56（7），692-697，2016．

14）斎藤環：特集　統合失調症はどこへ行くのか（1）統合失調症のオープンダイアローグ．臨床精神医学，45（8），1047-1053，2016．

15）斎藤環：アウトリーチとオープンダイアローグ．臨床精神医学，46（2），207-212，2017．

16）柳努，中村裕子：パーソン・センタード・ケア．臨床精神医学，45（5），565-571，2016．

17）川野雅資編：精神看護学Ⅱ　精神臨床看護学（第5版）．ヌーベルヒロカワ，96-101，2010．

18）「臨床精神医学」編集委員会：精神科臨床評価検査法マニュアル（改訂版）．アークメディア，197-204，2010．

19）日本精神神経学会監修：DSM-5　精神疾患の診断・統計マニュアル．医学書院，2014．

20）北村俊則：精神・心理症状学ハンドブック第3版．日本評論社，医学書院，2013．

21）山下格：精神医学ハンドブック第7版．日本評論社，2013．

22）Gail W．Stuart, Michele T. Laraia，安保寛明，宮本有紀監訳：看護学名著シリーズ精神科看護　原理と実践　原著第8版．エルゼビア・ジャパン，944-948，2007．

4 患者教育

1. 心理教育 (Psychoeducation)

　精神障害者およびその家族に対して，病気の性質や治療法，対処法など，療養生活に必要な正しい知識や情報を提供することが，効果的な治療やリハビリテーションを進める上で必要不可欠であるとの認識のもとで行われる，心理療法的な配慮を加えた教育的援助アプローチを心理教育と定義されている[1]。すなわち，心理教育とは，心理的配慮をしつつ，病気全般や療養生活についての正しい知識や情報を精神障害者やその家族に対して行う教育である。

　心理教育は，統合失調症をもつ患者の家族研究の結果，家族の感情表出の高低が患者の再発率に影響があることが報告され，家族を対象とした心理教育から患者を対象としたものまで広がった歴史的背景がある。患者を対象とした心理教育は，患者に療養生活に必要な正しい知識や情報を提供することで，患者が主体的に病気や症状，生活していくうえでの問題に対処できるようになる効果を期待して実施される。標準的な心理教育は，月1回，1回120分から150分程度，時間を決めて，10回程度をワンクールとして開催され，教育セッション（情報提供），グループセッション（対処方法について話し合う）を組み合わせて実施される[1]。個人または集団を対象として実施することが可能である。個人を対象とした場合は，個人の理解度や個人の症状，生活上の問題などに合わせた内容を実施できるなどのメリットがある。集団を対象とした場合は，提供する知識の均一化や参加者間でのピアカウンセリング効果を期待できるなどのメリットがある。

2. SST (Social Skills Training：社会生活技能訓練)

　学習理論の発展により生まれた認知行動療法に含まれる援助技法の一つである。統合失調症をはじめとした慢性精神障害の患者を対象とした援助技法として1970年代から発展した。日本においては，1994（平成6）年に診療報酬化されている。SSTは，一定の訓練を受ければどの職種でも施行・主導することが許されている。SST[2]は，①リハビリテーションモデル，②ス

トレス—脆弱—対処モデル，③ストレスの相互作用モデル，④スキル欠損仮説の4つの理論的枠組みが基本となっている（表1）。

たとえば統合失調症の場合，生物学的な病気のなりやすさに加え，社会・環境的ストレスが加わったことで発症すると解釈される。そのため生物学的に弱い部分に対しては薬物療法によって補強し，社会・環境的ストレスに対しては，社会生活技能を高めたり身につけたりすることで再発を予防しようというものである。SSTは，この社会生活技能を身につけることを目的とした援助技法である。

SSTの援助技法[3]は，獲得する技能や用いる手続きの違いにより異なる。対人能力の獲得を目指す「基本モデル」，対処能力の養成を目指す「問題解決技能訓練」，服薬自己管理，基本的会話，症状自己管理などの「課題領域別モジュール」などの援助技法がある。どの援助技法も「スキルアセスメント」「モデリング」「教示」「ロールリハーサル」「フィードバック」「一般化」を共通要素としている。

SSTは，個人でも集団でも実施される。集団を対象として実施する場合，参加者は8名前後，施行者は2名（リーダーとコリーダー），週1回，1時間以上の実施が一般的である[3]。また，参加者同士のサポートや相互の社会的学習の促進などのメリットもある。

3. 健康教育

精神障害者は，生活習慣病をはじめとする身体疾患を有している比率が一般人口に比較して高い傾向にある。統合失調症や気分障害を有している精神障害者は，意欲低下や無為自閉などの陰性症状による臥床傾向な生活

▼表1　SSTの理論的枠組み

①リハビリテーションモデル	その人のもてる力や残存機能の発見，開発を目的とする。
②ストレス—脆弱性—対処モデル	病気の原因を生物学的な脳の脆弱性におき，この脆弱性に環境のストレスが加わると発症する。生活技能はストレスから患者を守る防御因子として機能する。
③ストレスの相互作用モデル	ストレスは個人から独立した刺激ではなく，その人の反応により生み出され，維持されている。生活技能を用いて環境に対処すれば，環境刺激に対処できる。
④スキル欠損仮説	患者は適当な機会がなかったために，ストレスから自分を守るスキルを学習していない。もしくは過去に学習したスキルが長期入院や精神症状のために使われなくなっていると仮定する。

習慣による日中の活動量の低下，不健康な食生活から肥満に陥りやすい。薬物治療に使用される抗精神病薬は，食欲亢進作用と鎮静作用を有し，体重増加，高脂血症，2型糖尿病などの生活習慣病を併発する可能性が高い。喫煙習慣やアルコール摂取を伴う食生活を有する精神障害者もいる。

　精神疾患に加えて身体疾患も加わることで抗精神病薬による治療の選択の幅が狭くなり，期待される治療効果が得られなくなったり，身体疾患の治療による生活上の制限が加わったりすることで患者の生活の質は著しく低下する。そのため，生活習慣への関心を高め，その改善・見直しに精神障害者が主体的に取り組めるよう健康教育を通じて援助していくことが必要となる。健康教育を実施にあたっては，個別や集団による援助方法や個別・集団を混合した援助方法がある。いずれの方法でも留意しておくことは，抗精神病薬の服薬の自己中断にならないよう服薬管理についての教育も同時に行うことが必要となる。

（山田 洋）

引用・参考文献
1) 梶本市子：心理教育（サイコエデュケーション）. 臨床看護, 26（3）, 413, 2000.
2) 一ノ山隆司，川野雅資編著：家族教育プログラム. エビデンスに基づく精神科看護ケア関連図. 中央法規出版, 224-225, 2008.
3) 池淵恵美：SST（社会生活技能訓練）の作用機序と臨床現場での効果的な実践方法. 精神医学, 55（3）, 215-222, 2013.
4) C.M.アンダーソン, D.J.レイス, G.M.ハガティ, 鈴木浩二, 鈴木和子監訳：背景と理論的根拠 分裂病と家族 心理教育とその実践の手引き（上）. 金剛出版, 17-50, 1988.
5) 長嶺敬彦：はじめての抗精神病薬「副作用」マニュアル中編. 精神看護, 8（4）, 27-29, 2005.

5 看護過程の展開（リハビリテーションを受けている患者の看護）

1. リハビリテーションの概念

　リハビリテーションの語源は，ラテン語のhabilis（形容詞）にre（接頭辞）を前接続し，名詞形に整えた合成語であり，「再び適した状態にすること」を意味する。広義としては，身分・地位・資格・権利・名誉などの回復，つまり全人的復権という意味が含まれる。元々は，中世の封建社会で名誉や身分の回復の意味で用いられていたが，1929年リハビリテーション会議，1970年以降の米国の脱施設化政策および権利擁護に関する当事者運動を経て，地域支援システムの中で「リハビリテーション」という言葉が用いられるようになった。現在は，障害者だけでなく，災害後の地域復興や都市の再開発にも「災害リハビリテーション」などの用いられ方がなされている。しがたって，「リハビリテーション」とは，単に機能訓練を意味するのではなく，「その人にふさわしい生活を取り戻すこと，あるいはその過程」ととらえることができる。

　精神障害をもつ人を対象としたリハビリテーションは，Psychiatric rehabilitationと呼ばれ，「精神科リハビリテーション」あるいは「精神障害リハビリテーション」と訳される。その対象は，精神障害のために生活が困難になっている者であり，病名で対象を限定するものではなく，生活の困難によって規定される[1]。また，1982年国連総会「障害者に関する世界行動計画」におけるリハビリテーションの定義に「身体的，精神的，かつまた社会的にもっとも適した機能水準の達成を可能にすることによって，各個人が自らの人生を変革していくための手段を提供していくことを目指し，かつ，時間を限定したプロセス」とあり，リハビリテーションは一生涯ではなく，当事者の目標に合わせた一定期間に限定した活動である。わが国では，長期入院患者の地域移行を推進する中で「退院すること」が目標となることもあったが，現在は病院・施設におけるリハビリテーションの枠を超え，地域生活するためのリハビリテーションの考え方が前提となっている。さらに，就労やピアサポーターなど社会での新しい役割を得るなど，自分がどのように地域生活を送りたいのか，自己実現を支援するための精神障害リハビリテーションの在り方が求められている。

リハビリテーションが目指すものは，障害をもつ人が望む場所（地域）でその人らしく生きることであり，つまりは当事者のリカバリー（回復）である。そのため，当事者のリカバリーを手助けする役割として，専門家によるリハビリテーションが位置づけられる。また，リカバリーへ向かうプロセスは，専門家と当事者が互いに手を取り合って行う共同創造co-productionである[2]。専門家によるリハビリテーションの提供が障害をもつ人にとって効果的に働いたか否かは，障害をもつ人自身の主観的な評価に委ねられる。そのため，専門家はさまざまな支援を提供するが，それらを選択し実践するのは当事者本人であることを意識しながら，本人の主観的な価値を尊重し，意思や希望を取り入れ，共に援助プランを作成することが重要である。さらに，リハビリテーションを進めていく中で，どの程度機能障害が回復できたか客観的な視点だけの評価には限界がある。リハビリテーションを提供する専門家には，その人が「今できていることは何か」という視点を持ち，本人が以前の自分と比較してどんなことができるようになっていると思うのか，「できるようになってきた自分」を肯定的に位置づけられているかなど，本人の主観的な側面に注目し，本人のリカバリーへの道のりを支えていく，つまり伴走者としての立場が必要である。

2. リハビリテーションに特徴的なアプローチ

リハビリテーションには，大きく4つの手段がある。神経認知機能の改善や機能低下を補う方法を獲得する認知機能リハビリテーションなどの「医学的リハビリテーション」，心理教育やSST，認知行動療法など社会生活を送るために必要な知識やスキルを獲得する「教育的リハビリテーション」，個々の能力に応じた職場の受け入れや就労支援などの「職場リハビリテーション」，日中活動の場の提供や自宅へのヘルパーを派遣するなど社会生活全般を支援する「社会的リハビリテーション」である。元々は各々が独立して発展してきたが，現在では障害をもつ人のニーズに応じて，この4つを統合して提供することが大切であると考えている[1]。

さまざまなアプローチがあるなかで，どのリハビリテーションを提供するかは，本人・家族の希望と置かれている状況によって異なる。本人・家族の希望と現在の状況を突き合わせ，提供できる最善の方法あるいは治療環境の中で実践可能な方法を計画し，本人・家族と合意をとりながら進めていくのが理想である。

1) 退院調整

入院中，いつ，どのタイミングで退院調整を行うのかは明確ではないが，少なくとも入院後早期の段階から退院後の生活の見通しを立てておくことが，入院期間の短縮につながり，円滑に地域移行するために重要である。急性症状が著しい場合でも，家族や元々住んでいた施設スタッフや地域支援者などが集まり，病院のスタッフと共に本人の現状や今後の見通しを情報共有することも早期からできる退院調整の1つである。なによりも早期から退院後の生活を一緒に考えている人がいるということ自体が本人の退院への意欲につながる。客観的にも症状が落ち着き，本人も少しずつ回復が実感できるようになると，退院先や地域生活で今後の過ごし方などが具体化していく。退院調整の役割は主に精神保健福祉士が役割を担うことが多いが，多職種によるチームアプローチが有効である。その際，退院先や退院後の生活が本人の希望や夢，目標に沿ったものであるかは常に意識し，本人・家族の同意を得ながら進めていく必要がある。長期入院患者の場合，客観的には日常生活能力が十分にあっても，久しぶりの社会生活に本人が不安を抱き，消極的になることも考えられる。長期入院患者に限らず，計画的に外出や外泊をくり返し，退院後の生活に対する自己効力感を高めながら，進めていく必要がある。

2) 退院前訪問

本人の意向に沿って退院先が決定され，具体的にどのような福祉サービスを提供するべきか考えていく必要がある。また，本人が地域生活を送るうえでどのような生活スキルをもっているかを十分に査定していく必要がある。その際，有効なアプローチの1つとして行われるのが病院スタッフによる退院前訪問である。退院前訪問の目的は，入院患者が退院後に円滑な地域生活を送れることであり，実際に病院スタッフが本人の生活する場に出向くことで今後必要となる支援や現在の治療環境の中で実践できる介入を考えることができる。そのため，可能な限り，多職種で共同して訪問することが有効である。退院前訪問では，退院先における患者の状態と生活スキルの把握，生活環境や家族関係の確認を中心に行い，患者とその家族に対する退院後の生活の支援体制の調整を図る。退院先での本人の精神症状の変化や退院後の生活に関する課題を共有することを目的に，本人が外出，外泊中に病院スタッフが訪問したり，居住場所から通院先までの公共交通機関の利用に本人が心配を抱いている場合に，居住先までスタッフ

が同行して居住先に訪問することがある。対象となる患者の状態と本人の
ニーズに合わせて，効果的な方法で退院前訪問を実施することが有効であ
る。

3) 作業療法

　作業療法は，生活上の技能が対象となる。地域生活を送るための生活ス
キルを獲得していくために作業療法は欠くことができない。精神科リハビ
リテーションにおいて，作業療法で注目しているのは，活動（Activity）
である。作業を通して，本人の「しているADL」「できてるADL」を分析・評
価し，障害となっている作業能力を工夫したり，補填したりしながら「で
きるはずのADL」を高める[2]。集団で行われる作業であっても，あくまで
も"集団で行う"という手段であり，作業療法は，個々の患者の能力や目標
に合わせた個別的な介入である。生活スキルを獲得するための主な作業療
法では，材料の調達，食事準備をするなどの食生活や金銭管理，症状への
対処行動の獲得や対人関係スキルの向上を目的にしたSSTなどが挙げられ
る。加えて，現在の本人の社会参加の目標を見出し，実践することがQOL
の向上につながることから，就労支援プログラムも作業療法の1つとして
実践されている。

3. リハビリテーションを受けている患者の理解と看護

　A氏は56歳男性。診断名は統合失調症。小学6年生の時，両親が離婚。
その後は5歳上の姉と共に母に引き取られ，3人暮らしをしていた。昨年入
院中に母が他界，姉は隣県で家庭を築いており，保護者となることは承諾
しているが，そのほかの支援は困難である。

1) 病歴

　性格はおとなしく，学校の成績は上位ではなかったが，問題なく学校生
活を過ごしていた。中学校卒業後，建設会社に就職し，住み込みで働いて
いた。収入の一部を実家に仕送りし，年に一度は帰省するなど，問題なく
過ごしていたのだが，就職後3年経ったころより，少しずつ出勤できなく
なり，ぶつぶつと独り言を言うのが目立つようになり，建設会社は退職し，
実家に戻ることとなった。姉が結婚し，しばらくして，近所の住人が自分
の噂をしているか確かめたいと思い，近所宅に侵入し，物音に気付いた住

人より取り押さえられ，入院となった。一度は退院するが，噂されている
との訴えをくり返し，数か月で再入院となった。

2) 入院生活

　現在，開放病棟の4床の大部屋で過ごしている。入浴・洗濯などは自立
して行え，金銭（障害年金）も自己管理しているが，顔や頭皮の汚れが目
立ち，同じ服を何日も着ている。外出するときは必ず耳栓を装着し，眉間
にしわを寄せているときがある。作業療法は個別で籐細工を作成している。
職員から進められれば集団で行うソフトバレーに参加することもできるが，
これ以外は他の患者と交流することはない。グループホームへの見学に誘
われているが，「入浴できなくなる」「作業療法で疲れている」などと理由を
つけて見学に行きたがらない。今後の希望を聞くと「ずっとここ（病院）に
いたい。ご飯も出るし。どうせ退院してもまた入院になっちゃうよ」と退
院に対し消極的である。

3) 治療内容

(1) 薬物療法

　レボメプロマジン25mg3錠，塩酸ビペリデン1mg3錠1日3回朝・昼・夕
食後

　オランザピン10mg2錠，フルニトラゼパム2mg，センノシド12mg2錠1
日1回　寝る前

(2) 作業療法

　週2回（個別・集団各1回）服薬教室週1回

4) 治療目標

　退院後グループホームに入所し，デイケアに通いながら通院することを
目指し，そのための退院準備を行う。

5) 優先順位の決定理由

　A氏の治療目標は「退院後グループホームに入所し，デイケアに通いなが
ら通院することを目指し，そのための退院準備を行う」ことである。30年以
上入院しており，退院調整を進めていきたいところであるが，本人が退院
に対し消極的である。更衣・清潔行動がとれないという問題もあるが，入
浴や洗濯，金銭管理は自立して行え，グループホームで過ごせるスキルは

もっている。退院後の生活がイメージできような介入が最も重要であると思われる。したがって,「＃1　退院後の生活がイメージできないことにより, 退院に対して消極的である」ことを看護の優先順位の1番とした。また, A氏が今後グループホームにて他の利用者と生活を共にし, デイケアに通所していくにあたり, 身なりにも関心をもって生活することが望まれるため, 退院調整とともに介入するべき問題である。したがって,「＃2　更衣・清潔行動がとれない」を優先順位の2番目とした。「＃3　他者との交流が少ない」は優先順位の3番目としたが, A氏が他者と交流ができないは, 病状による影響が強いと考えられ, 他の看護問題より, 優先順位が低いと考えた。

6) 目標

(1) 目標

自立して日常生活が送れ, 退院後の生活に関心をもつことができる。

(2) 短期目標

＃1　退院後の生活に関心をみせ, グループホームへの興味が高まる。

＃2　周囲に関心が向き, 主体的に更衣・清潔行動がとれるようになる。

＃3　他者を意識し, 対人交流の場に関心を向けることができる。

7) A氏のケアプラン①

＃1　退院後の生活がイメージできないことにより, 退院に対して消極的である。

【短期目標】

退院後の生活に関心をみせ, グループホームへの興味が高まる。

OP：

①表情（目の合わせ方）, 会話量

②幻聴・妄想の有無, 訴え

③退院後の生活についてのイメージする発言内容

④退院するにあたり, 心配事や不安の内容する発言内容

⑤グループホームの見学時の様子（表情や発言内容, 参加意欲）

TP：

①現在の入院生活についての考えや将来の自分像, 退院についての思いを聞く。

例)「今の入院中の生活についてどんなふうに考えていますか？　退院や

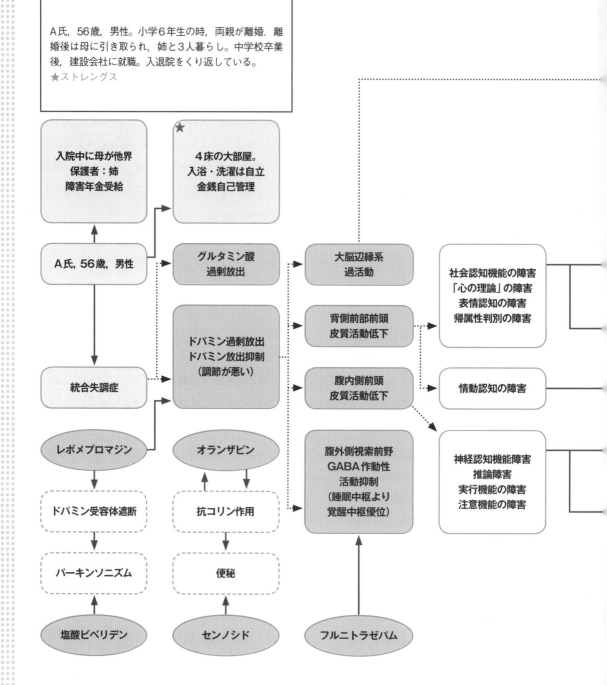

A氏，56歳，男性。小学6年生の時，両親が離婚。離婚後は母に引き取られ，姉と3人暮らし。中学校卒業後，建設会社に就職。入退院をくり返している。
★ストレングス

入院中に母が他界
保護者：姉
障害年金受給

★
4床の大部屋。
入浴・洗濯は自立
金銭自己管理

A氏，56歳，男性

グルタミン酸
過剰放出

大脳辺縁系
過活動

社会認知機能の障害
「心の理論」の障害
表情認知の障害
帰属性判別の障害

背側前部前頭
皮質活動低下

統合失調症

ドパミン過剰放出
ドパミン放出抑制
（調節が悪い）

腹内側前頭
皮質活動低下

情動認知の障害

レボメプロマジン

オランザピン

腹外側視索前野
GABA作動性
活動抑制
（睡眠中枢より
覚醒中枢優位）

神経認知機能障害
推論障害
実行機能の障害
注意機能の障害

ドパミン受容体遮断

抗コリン作用

パーキンソニズム

便秘

塩酸ビペリデン

センノシド

フルニトラゼパム

（アセスメント）A氏は20歳前後に統合失調症を発症し，長期入院している統合失調症患者である。外出時に耳栓をし，眉間にしわを寄せているのは幻聴・妄想に基づくものであると思われるが，入浴・洗濯・金銭管理等の日常生活行動への影響は少ない。個別の作業療法には参加できているが，社会認知機能の障害による対人関係の障害のため，集団の作業療法には参加できず，他者との交流が図りにくいと推察される。また，セルフモニタリングの障害により，自己の客観視が難しく，他者からどのように見られているか意識できないこと，情動認知の障害により意欲が出ないことが顔や頭皮が汚れたままで同じ服を着用しているといった行動つながっている。日常生活行動は自立して行えているため，グループホームへの入所を目指しているが，長い間入院生活を送ってきたことで具体的な退院後の生活の

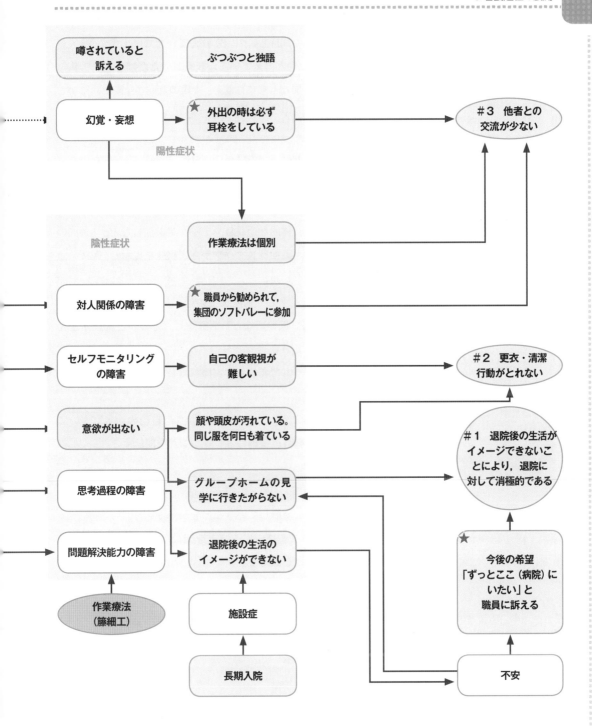

イメージがなく，消極的になっている。また，神経認知機能障害により思考過程の障害や問題解決能力の障害により将来の見通しがしづらく，目標達成のため具体的なプランニングができないことが退院後の生活のイメージのしにくさを助長させていると考えられる。

#1　退院後の生活がイメージできないことにより，退院に対して消極的である。

#2　更衣・清潔行動がとれない。

#3　他者との交流が少ない。

地域で生活していくことへの気持ちについて教えていただけますか？」

「今後どんなふうになりたいと考えているか教えていただけますか？」

②今後の治療目標をスタッフとともに確認し，A氏の意向（今後やりたいこと）を聞き，そのためにスタッフができることとA氏が入院中に頑張れることを一緒に考える。

③A氏の今後やりたいことの表出が難しい場合は，現在A氏が取り組んでいること，できていることを伝えながら，本人なりに頑張って取り組んでいることを表出していただく。

④退院後の生活について，具体的な通院日やデイケア参加日など，1週間の過ごし方を一緒に考える。最初はスタッフから選択肢を提示し，A氏の意見を確認していく。

⑤実際にグループホームを見学し，病院までの通院経路や周辺環境（スーパー，コンビニ，郵便局，保健所など）を確認し，そのつどA氏がどんな気持ちでいるか確認していく。

⑥必要に応じて調理プログラムに参加し，実際に食材を購入して調理をし，かかった食費や時間を考え，自分に合った食べ物の調達を考える。

⑦退院後に服薬継続できるように，心理教育に参加し自己の病気について勉強する機会を設け，服薬自己管理のトレーニングを開始する。

EP：

①入院生活が長期にわたっており，退院後の生活についてA氏が不安をもっていることをスタッフは理解していることを伝える。

②退院に向けてスタッフがフォローすることを伝え，決してA氏1人で進めていくわけではないことを伝える。

③退院後の生活に向けてA氏が準備を進めていることを肯定的にフィードバックする。

8) A氏のケアプラン②

#2　更衣・清潔行動がとれない。

【短期目標】

周囲に関心が向き，主体的に更衣・清潔行動がとれるようになる。

OP：

①幻聴・妄想の有無，訴え

②入浴・洗面・更衣・洗濯の状況（こだわりの有無や程度，洗い残し・汚れの有無と程度）

③誘導時の反応や表情

④体臭，口臭の有無

⑤皮膚，頭髪の汚れの程度

　TP：

①入浴時間になっても行動できていないときは，「入浴の時間ですよ」と声がけし，清潔行動に意識が向けられるように促す。

②A氏の清潔に関する客観的な情報を伝える。

　例）「今日は午後に作業療法があるので，洗濯して新しい服に着替えた方がいいですよ」

「午前中のうちに顔を洗ってさっぱりしてみませんか？」

③A氏が清潔に関して現実的に感じていると思われることを共感して伝える。

　例）「かゆそうですね。入浴するとよくなりますよ」

④清潔行動が実施できたときは「入浴して頭を洗ったんですね。さっぱりして，顔色もいいですね」とフィードバックしながら，「入浴してみてどうでしたか？」などと声をかけ，感情の表出を促す。

⑤清潔行動にこだわりがあっても無理な修正はせず，本人のペースで行動できるように配慮する。

⑥清潔行動を行えたときの周囲の反応の変化を肯定的に伝える。

　例）「入浴してきれいな格好で作業療法に来てくれたとOTさんが話していましたよ」

　EP：

①自発的に清潔行動ができたときは，達成感がもてるように肯定的にフィードバックする。

②A氏の思いや考えを確認し，尊重して自己決定ができるように支援する。

9) A氏のケアプラン③

　#3　他者との交流が少ない。

【短期目標】

他者を意識し，対人交流の場に関心を向けることができる。

　OP：

①幻聴・妄想の有無，訴え

②表情（目の合わせ方），会話量

③他患者との交流の程度

④他者との交流に関する発言内容

　TP：

①A氏との面接を定期的実施したり，オセロやトランプなどを一緒に行ったりし，担当看護師が身近な存在であることを意識付ける。

②オセロやトランプに他患者も誘い，A氏と交流の場を増やす。

③A氏が実際に参加している集団の場では「おはようございます」「ありがとうございます」などの挨拶をすると良い印象を与えることを伝える。

④他患者との交流場面においてA氏が感じていること（周囲からの視線，噂されている感じなど）はその都度確認し，A氏の気持ちを受け止め，客観的な情報を伝える。

　例）「まわりが気になってしまったんですね。でも，私には他の患者さんがAさんのことを何か言っているようには見えませんでしたよ」

⑤実際に参加できているソフトバレーについて，A氏が現実的に感じていることを共感して伝える。

　例）「楽しそうにバレーやっていましたね。勝ってよかったですね」

　EP：

①A氏が自発的にスタッフに質問したり，他患者に声をかけることがあったときにはA氏の自己効力感を高めるために，できていることを肯定的にフィードバックする。

②他患者との交流場面において，周囲からの視線が気になる，噂されているように感じるなどの発言あったときには，A氏の思いを傾聴し，現実的にどのように対応していけばいいのか考えてもらうきっかけにする。

　例）「まわりの視線が気になるときは，どんなふうに考えていけばいいですかね。私も一緒に考えられたらと思っているんですが，いかがですか」

10）看護の展開のなかで見出したA氏のストレングスへの支援

　A氏のストレングスは，「外出の時は必ず耳栓をしている」「職員から勧められて，集団のソフトバレーに参加」「今後の希望：『ずっとここ（病院）にいたい』と職員に訴える」である。しかし，今後の治療目標や入院生活についての考えを伺うと，「うーん，なんだろう……。何かやりたいみたいな考えがなくって。僕，耳栓しているでしょ。ここでは理解してくれるけど，外の生活ではどうなんだろうって……」とゆっくりと話し，「ここでは

気心知れているし，スタッフの人が(症状悪化に)気づいてくれるでしょ？」とくり返すのみであった。このような発言から担当看護師は，A氏が自分自身のストレングスに気づいておらず，今後の目標も考えられない段階であると判断した。そのため，まず現在の入院生活においてできていること，ちょっとがんばったらできそうなことを一緒に書面に整理することを行った。初めは，A氏は何を書いてよいかとわからない状況であったが，周囲からみたA氏のストレングス（外出時の耳栓装着，職員からの促しで集団活動に参加，今後の希望を職員に伝えられるなど）を伝えると，「作業療法はね，物を作るのが好きだから頑張っているんだけど，そういうこともできていることですかね？」と発言があった。頑張ったらできそうなことは，「お風呂かな……できていないわけではないけど，まわりが気になるんですよ。だから，今日はまあいいかなって入らないこともあって……」と入浴に消極的な気持ちと頑張りたい気持ちを表出した。このような看護面接を週1回実施し，A氏のできていることへの自覚や頑張っていることへの達成感を強化するかかわりを行った。1か月程経過した頃，A氏から「同じ部屋の人がなんかデイケアに行っているらしいんだけど，どんなところから知っている？」「実はね，僕電車に乗りたいんだよね」と地域生活に関心を向ける発言がみられるようになり，この発言をA氏の今後の目標にすることを提案したいと考えている。

(菅原裕美)

引用・参考文献
1) 野中猛：図説 精神障害リハビリテーション．中央法規，2003.
2) 池淵恵美：こころの回復を支える 精神障害リハビリテーション．医学書院，2019.

索引

ストレングスに着目した精神看護学
〈基礎編〉

2023年12月5日　第1版第1刷発行

編著者　森 千鶴・田中留伊
発行者　水野慶三
発行所　株式会社 精神看護出版
　　　　〒140-0001　東京都品川区北品川1-13-10 ストークビル北品川5F
　　　　TEL 03-5715-3545　FAX 03-5715-3546
　　　　https://www.seishinkango.co.jp/
印刷　株式会社スキルプリネット
表紙・本文デザイン　田中律子

ISBN978-4-86294-073-5 C3047 ©2023　Printed in Japan